Charu Khurana

Meios auxiliares de diagnóstico na cadeira

Charu Khurana

Meios auxiliares de diagnóstico na cadeira

ScienciaScripts

Imprint

Any brand names and product names mentioned in this book are subject to trademark, brand or patent protection and are trademarks or registered trademarks of their respective holders. The use of brand names, product names, common names, trade names, product descriptions etc. even without a particular marking in this work is in no way to be construed to mean that such names may be regarded as unrestricted in respect of trademark and brand protection legislation and could thus be used by anyone.

Cover image: www.ingimage.com

This book is a translation from the original published under ISBN 978-620-7-65072-9.

Publisher:
Sciencia Scripts
is a trademark of
Dodo Books Indian Ocean Ltd. and OmniScriptum S.R.L publishing group

120 High Road, East Finchley, London, N2 9ED, United Kingdom
Str. Armeneasca 28/1, office 1, Chisinau MD-2012, Republic of Moldova, Europe
Printed at: see last page
ISBN: 978-620-7-68616-2

AUXILIARES DE DIAGNÓSTICO ADJUVANTES DE CADEIRA

Índice

INTRODUÇÃO

Os exames laboratoriais são uma parte importante e, por vezes, indispensável do processo de diagnóstico. Os dados destas investigações fornecem informações que ajudam a efetuar um diagnóstico mais precoce e mais definitivo, conduzindo, por sua vez, a melhores resultados terapêuticos. Na prática diária da medicina dentária geral, raramente é necessário que o dentista obtenha exames especiais para além de radiografias, biopsias ou culturas. As investigações laboratoriais não são utilizadas por rotina pelo dentista, mas isto não deve implicar que o dentista não precise de estar familiarizado com as indicações e interpretações de vários exames laboratoriais básicos. As investigações são a extensão do exame físico em que os tecidos, o sangue e outras amostras obtidas dos doentes são sujeitas a um exame microscópico e microbiológico. Os procedimentos de diagnóstico são úteis para determinar a resposta sistémica a infecções orais e para excluir doenças sistémicas como causa de lesões orais. Algumas doenças, como a diabetes mellitus, a tuberculose, a sífilis, a anemia e o cancro, podem estar presentes durante muitos anos sem que o doente se aperceba das condições de que padece. Estes doentes, durante as investigações laboratoriais de rotina, ajudam a consciencializar o doente para a doença de que sofre. O dentista deve estar ciente das investigações que podem ser necessárias para estabelecer o diagnóstico de problemas médicos e cirúrgicos gerais e dos princípios de tratamento, incluindo a prescrição de medicamentos. Os médicos e os dentistas devem explicar regularmente a natureza das investigações e obter um consentimento informado verbal e, no caso de procedimentos invasivos ou de risco, um consentimento informado assinado, datado e testemunhado.

CLASSIFICAÇÃO DOS INQUÉRITOS

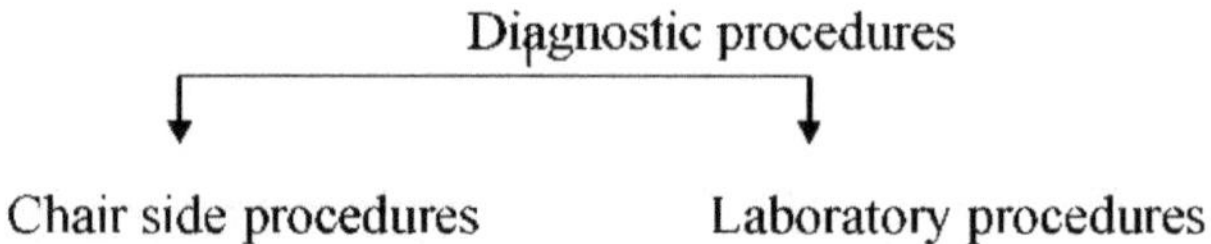

1. *INVESTIGAÇÕES DO LADO DA CADEIRA:*

As investigações em cadeira são simples, requerem equipamento barato e procedimentos de execução rápida. Não requerem formação especializada.

Existem vários tipos de investigações laterais de cadeiras:

1. Testes de vitalidade da polpa

2. Agentes reveladores de placa

3. Corantes para deteção de cáries

4. Teste de fluxo salivar

5. Coloração com azul de toluudina e iodo de Lugol

6. Biópsia

7. Exame diascópico

8. Técnicas de diagnóstico de bloqueio de nervos

9. Cultura e teste de sensibilidade

2. *PROCEDIMENTOS LABORATORIAIS:*

Os procedimentos laboratoriais incluem testes simples que podem ser efectuados convenientemente no consultório ou na clínica e aqueles que requerem um técnico médico qualificado que trabalhe num laboratório especialmente equipado.

Os vários tipos são:

1. hematológico

2. Histopatológico

3. Bioquímica

4. Microbiológico

5. serológico

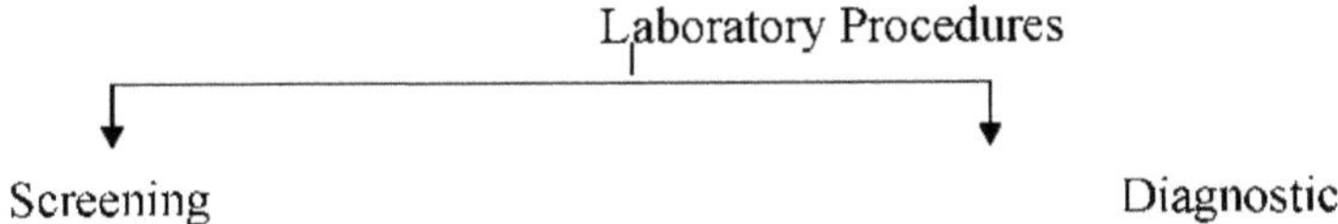

Procedimentos de rastreio: Identificam os indivíduos com doença numa fase precoce e assintomática. A identificação destes doentes resulta num tratamento mais precoce e num melhor prognóstico. São simples, pouco dispendiosos e sensíveis.

Procedimentos de diagnóstico: Estes procedimentos fornecem-lhe informações mais específicas

informação. Estas são caras, mais elaboradas e específicas.

INVESTIGAÇÕES NA CADEIRA

1. TESTES DE VITALIDADE DA POLPA:

Os testes de vitalidade da polpa são amplamente utilizados como auxiliares de diagnóstico na avaliação do estado da polpa dentária. Os testes de vitalidade da polpa são apenas uma faceta do diagnóstico oral, mas *Ehrmann* (1977) sublinhou que devem ser parte integrante. Afirma que *"nenhum exame da boca está completo sem que sejam efectuados testes de vitalidade em cada dente".* As fibras Delta estão envolvidas no teste de frio, na sensibilidade da dentina e nos testes de vitalidade da polpa eléctrica e as fibras C estão envolvidas no teste de calor.

UTILIZAÇÕES DOS TESTES DE VITALIDADE DA POLPA:

1. Antes dos procedimentos operatórios
2. Diagnóstico da dor
3. Investigação de áreas radiolúcidas
4. Avaliação pós-trauma
5. Avaliação da anestesia
6. Avaliação de dentes que tenham sido despolpados ou que tenham necessitado de restaurações profundas.

O teste de vitalidade da polpa é efectuado utilizando:

1. *Estimulação mecânica:* Realizada por um explorador ou broca, é difícil de avaliar e não é fiável
2. *Estimulação química*: Tem mais inconvenientes e nunca é utilizada.
3. *Estimulação térmica*: Mais bem sucedida na determinação do estado biológico da polpa dentária.
4. *Estimulação eléctrica*: Mais bem sucedida na determinação do estado biológico da polpa dentária.

ENSAIOS DE PASTA TÉRMICA:

Um dos sintomas mais comuns associados à polpa inflamada sintomática é a dor provocada pela estimulação térmica. Quando a polpa responde de forma anormal à estimulação térmica, seja de forma exagerada ou não, mostra que a polpa não está num estado de boa saúde.

Existem dois tipos:

A. Teste a frio

B. Ensaio térmico

A. TESTE FRIO:

São vários os métodos de ensaio a frio: 1. Palitos de gelo

2. Vários gases comprimidos

3. Dióxido de carbono na neve

1. *PAUS DE GELO:* Quando necessário, retira-se um bastão de gelo do congelador e segura-se firmemente na mão do médico durante alguns minutos. [11] [11]O bastão de gelo é aplicado imediatamente no terço médio da superfície facial da coroa do dente ou em qualquer superfície metálica exposta da coroa e mantido em contacto durante 5 segundos ou até o doente começar a sentir dor.

2. *GASES COMPRIMIDOS:* O cloreto de etilo está disponível sob a forma de spray comprimido. A sua utilização em testes de pasta de papel já não é recomendada porque se verificou que é menos eficaz do que a neve de dióxido de carbono ou o diclorodiflurometano. O diclorodiflurometano é substituído pelo 1,1,1,2 tetra fluro metano, que é o refrigerante não-cloro-fluro carbono R-134 a. Este material é pulverizado generosamente numa palete ou cotonete de algodão, que é depois aplicado no 1/3 médio[rd] da superfície facial da coroa do dente. A pastilha é mantida em contacto com a coroa durante 5 segundos ou até o doente começar a sentir dor.

3. *NEVE DE CARBONÓXIDO:* É formada em paus, é extremamente fria e o método mais eficaz de provocar uma resposta nos dentes vitais. O dióxido de carbono é libertado para uma seringa especial na qual forma a "neve". É compactado com o êmbolo, o pellet é expresso numa gaze de $2^{11} * 2^{11}$. O bastão é aplicado imediatamente no terço médio da superfície facial da coroa do dente ou em qualquer superfície metálica exposta da coroa e mantido em contacto durante 2 segundos ou até o paciente começar a sentir dor.

4. *BANHO DE ÁGUA FRIA:* Neste caso, o dente é isolado individualmente com um dique de borracha e banhado com água gelada de uma seringa durante 5 segundos. Este procedimento permite obter uma resposta mais precisa do doente, uma vez que arrefece simultaneamente todas as superfícies do dente.

B. TESTE DE CALOR:

Os vários métodos utilizados são:
- Varas quentes de paragem temporária.
- Banho de água quente.

1. *Varas quentes de paragem temporária:*

Para o efeito, utiliza-se um bastão de guta-percha. Os dentes a testar são protegidos com uma ligeira camada de petrolato para evitar que a Gutta-percha se cole ao dente. A Gutta-percha é aquecida ao lume até ficar macia e começar a brilhar, mas não de forma a ficar demasiado mole para ser utilizada. A aplicação no terço médio da superfície facial da coroa resulta numa resposta em menos de 2 segundos. Verificou-se que a aplicação em 5 segundos aumenta a temperatura na junção pulpo-dentinária em menos de 2^0 C, pelo que é pouco provável que ocorram danos na polpa.

2. *Banho de água quente:*

Neste método, o dente é isolado com um dique de borracha e, em seguida, banhado com água morna de uma seringa de plástico durante 5 segundos ou até o doente começar a sentir dor. A temperatura é aumentada gradualmente se não se obtiver resposta, em vez de produzir dor desnecessária começando com um banho de água excessivamente quente. Este procedimento dá uma resposta mais exacta, mas é moroso.

A resposta falsa positiva deve-se a:

- Calcificação excessiva.
- Trauma recente
- Pacientes que estejam a tomar medicação prévia.
- Ápice imaturo

Nos dentes permanentes jovens, as fibras C são mais numerosas e as fibras A delta são muito reduzidas. Os testes de calor incitam as fibras C. Durante o teste de calor, o calor é transmitido ao corpo da polpa, provoca a expansão dos vasos sanguíneos e um aumento da pressão pulpar que, por sua vez, incita as fibras C. Assim, em dentes permanentes jovens, o teste de calor é mais fiável do que o teste a frio.

<u>ENSAIOS DE PASTA ELÉCTRICA</u>

O teste da polpa eléctrica utiliza a excitação eléctrica para estimular as fibras sensoriais A delta na polpa. Uma resposta positiva não fornece qualquer informação sobre a saúde ou integridade da polpa, apenas indica que existem fibras sensoriais vitais presentes na polpa.

Considerações sobre os testes para EPT:

1. O doente deve ser informado da natureza do teste.
2. Os dentes a testar devem estar secos.
3. Contacto adequado da corrente eléctrica entre o dente e o elétrodo.
4. É provável que um estímulo aplicado em excesso resulte num teste falso positivo devido a fugas
5. O elétrodo deve ser colocado sobre uma estrutura dentária sólida.
6. O elétrodo não deve tocar ou estar próximo da gengiva.
7. Os dentes molares requerem mais do que uma consulta.
8. A condução eléctrica através de inlays proximais e pontes contínuas deve ser evitada.
9. Os dentes com cobertura total de ouro, porcelana ou acrílico não podem ser testados com um estímulo elétrico.
10. Os testes à polpa devem confirmar os resultados da história e do exame clínico.

As condições seguintes são necessárias para que ocorra uma reação a um estímulo:

1. Tem de haver um estímulo adequado que ultrapasse o limiar de excitação das terminações nervosas livres.
2. As vias nervosas até ao cérebro devem conduzir o estímulo.
3. O tecido deve ser capaz de ser excitado.

São vários os tipos de testadores de pasta utilizados:

1. Testador de polpa de tecnologia analítica:

Instrumento elétrico automático que funciona com quatro pilhas alcalinas AA de 1,5 V. Quando a sonda de teste é colocada no dente, é gerado um estímulo pulsante com polaridade negativa e intensidade automaticamente aumentada. De acordo com o fabricante, o estímulo é constituído por impulsos com uma duração de 150-200 microssegundos e impulsos de 3-15 milissegundos. A sonda de teste colocada sobre o dente, iluminada perto da ponta, assinala a conclusão do circuito.

O ecrã digital aumenta gradualmente de 0 para um máximo de 80 com o aumento da tensão. Quando a sonda é retirada do dente, o instrumento desliga-se automaticamente no espaço de 10 a 15 segundos.

Vantagens:

1. O aumento gradual do estímulo não sacode o doente.

2. Diz-se que a polaridade negativa do estímulo produz menos desconforto quando o limiar de sensibilidade é atingido.

2. *Testador de polpa Vitapulp:*

Este aparelho de teste de polpa utiliza uma bateria de mercúrio para televisão como fonte de alimentação. O circuito emprega 3 transístores. Dois como oscilador multivibrador e o terceiro como buffer. A tensão é aumentada por um pequeno transformador com núcleo de ferro. O estímulo produzido fornece um máximo de 350 V de pico e cerca de 400 Cps. A carga real do instrumento em utilização reduz a tensão de pico para cerca de 250 V. O VPT utiliza um reóstato de controlo de tensão para variar a intensidade do estímulo. Um botão de comutação separado assegura que o circuito não é ativado involuntariamente ou deixado ligado quando não está a ser utilizado.

3. *Testador Ritterpulp:*

Fornece uma corrente de cerca de 400 Cps de curta duração a um elétrodo dentário.

4. *Vitalómetro Parkell dentotest:*

Este é um instrumento totalmente transistorizado e operado por bateria. A fonte de alimentação é uma pilha de mercúrio de 4V com uma duração de funcionamento de cerca de 90 horas. O reóstato varia a corrente aplicada ao dente de 20-220 microamperes. O dentoteste funciona com uma frequência de 9000 ciclos por minuto.

5. Testador de digilogravura

6. Testador de polpa digital automático Neotest:

As respostas falsas positivas da EPT devem-se a:

- Ansiedade do doente
- A saliva conduz o estímulo para a gengiva
- Restaurações metálicas que conduzem o estímulo aos dentes adjacentes
- Necrose liquefativa conduzindo o estímulo ao aparelho de fixação.

As respostas falsas negativas da EPT devem-se a:

- Pacientes que tomam pré-medicação
- Dentes imaturos
- Trauma
- Mau contacto com os dentes
- Meios de contacto inadequados
- Necrose parcial da polpa vital

Fuss e *colaboradores*, num estudo in vivo de comparação da vitalidade dentária, obtiveram uma resposta positiva de vitalidade de 98,7% com diclorodifluorometano, 97,4% com neve de dióxido de carbono, 94,8% com testes de polpa eléctrica, 53,2% com cloreto de etilo e 32,5% com gelo.

OUTROS TESTES:

1. *OXIMETRIA DE POLPA.*

Trata-se de uma técnica muito utilizada para registar os níveis de saturação de oxigénio no sangue durante a administração de anestesia intravenosa. O aumento da acidez e da taxa metabólica produzido pela inflamação causa a desoxigenação da Hb e altera a saturação de oxigénio do sangue. Um oxímetro de pulso utiliza uma sonda que contém um díodo que emite luz em dois comprimentos de onda.

Luz vermelha - cerca de 660 nm

Luz infravermelha - cerca de 850 nm

Esta luz é recebida pelo díodo foto-detetor, ligado a um microprocessador. O dispositivo compara o rácio das amplitudes dos infravermelhos transmitidos com a luz vermelha. Utiliza esta informação, juntamente com curvas de absorção conhecidas para Hb oxigenada e desoxigenada, para determinar os níveis de saturação de oxigénio. Ao monitorizar as alterações na saturação de oxigénio, a pulpoximetria pode ser capaz de detetar inflamação pulpar ou necrose parcial em dentes parados.

2 .*CAVIDADE DE ENSAIO.*

Este teste é efectuado quando outros métodos de diagnóstico falharam. A cavidade de teste é feita perfurando a junção esmalte-dentina de um dente não anestesiado. A perfuração deve ser efectuada a baixa velocidade e sem água de refrigeração. A sensibilidade ou dor sentida pelo paciente é uma indicação de vitalidade pulpar, não estando indicado qualquer tratamento endodôntico. O cimento sedativo é então colocado na cavidade e a procura da origem da dor continua. Se não sentir dor, a preparação da cavidade é continuada até atingir a câmara pulpar. Se a polpa estiver completamente necrosada, o tratamento endodôntico pode ser continuado sem dor, em muitos casos sem anestesia.

3. TESTES ANESTÉSICOS:

Objetivo: Este teste é utilizado para anestesiar um único dente de cada vez até que a dor desapareça e seja localizada num dente específico.

Procedimento: Utilizando uma infiltração ou uma injeção intra-ligamentar, injecte o dente mais posterior na área suspeita de ser a causa da dor. Se a dor persistir depois de o dente ter sido completamente anestesiado, anestesie o dente seguinte mesial a ele e continue a fazê-lo até a dor desaparecer. Se não for possível determinar a origem da dor, quer se trate de um dente maxilar ou mandibular, deve ser administrado um bloqueio do nervo alveolar inferior. A cessação da dor indica naturalmente o envolvimento do dente mandibular e a localização do dente específico é feita por injeção intraligamentar. Quando o anestésico se esgotar. Este teste é obviamente um último recurso e tem vantagens em relação ao "Teste da cavidade", durante o qual é possível a ocorrência de danos iatrogénicos.

4. FLUXOMETRIA DOPPLER A LASER:

A vitalidade da polpa depende do fornecimento de sangue à polpa. Este facto é demonstrado pelo teste de fluxometria Doppler a laser. Este teste utiliza um feixe de laser de comprimento de onda conhecido que é direcionado através da coroa do dente para os vasos sanguíneos dentro da polpa. Os glóbulos vermelhos em movimento fazem com que a frequência do feixe laser sofra um desvio Doppler e que parte da luz seja reflectida para fora do dente. Esta luz reflectida é detectada por uma célula fotoeléctrica na superfície do dente, cuja saída é proporcional ao número e à velocidade das células sanguíneas.

A fluxometria Doppler a laser é complicada pelo facto de o feixe de laser ter de interagir com células em movimento na vasculatura pulpar. A posição na coroa do dente e a localização da polpa no dente causam variações nas medições do fluxo sanguíneo pulpar.

Indicações:

Dentes danificados por traumatismos

Dentes que foram submetidos a cirurgia ortognática.

Vantagens: Utilizado em crianças pequenas porque não produz estímulos nocivos. *Desvantagens:* Caro.

5. TRANSILUMINAÇÃO:

Neste método, é utilizado um dispositivo de iluminação de fibra ótica. Este dispositivo é mantido horizontalmente no sulco gengival numa sala de tratamento pouco iluminada. Isto pode revelar uma linha de fratura vertical ou pode tornar mais visível uma linha suspeita. Normalmente, a luz de fibro-ótica ilumina uniformemente a coroa do dente intacto. Se existir uma fratura, a luz iluminará o lado da coroa que está em contacto. No entanto, a parte da coroa no lado oposto da fratura permanecerá escura. Para este efeito, pode utilizar uma lâmpada de furo ou uma peça de mão de fibra ótica. As luzes de polimerização de compósito não são recomendadas, porque são excessivamente brilhantes e, apesar da fratura, podem iluminar toda a coroa. Se o dente tiver uma restauração, pode ser necessário removê-la para expor a linha de fratura.

6. CRAVAÇÃO E COLORAÇÃO:

A técnica mais fiável para criar uma força de cunha é pedir ao paciente para morder um dente que foi colocado seletivamente em cúspides sucessivas até localizar a cúspide que está a ser afetada. Esta técnica ajuda o clínico a identificar tanto a fratura vertical da coroa como a fratura de cisalhamento da cúspide que pode não envolver a polpa.

No método de coloração é utilizado o azul de metileno ou o corante de eritrosina. Isto é indicado em fracturas coronais subtis que, de outra forma, poderiam escapar à deteção...

2. AGENTES REVELADORES DE PLACAS:

Um agente revelador é uma preparação sob a forma de líquido, comprimido ou pastilha que contém um corante ou outro agente corante.

A solução de divulgação é uma ajuda preciosa para

- Detetar a localização das placas no dente
- Demonstrar a presença de placa bacteriana ao doente
- Para determinar a eficácia dos procedimentos de cuidados domiciliários.
- Detetar superfícies irregulares e rugosas que habitualmente absorvem manchas.

Exemplos:

- Preparações de iodo.
- Preparações de mercurocromo
- Castanho Bismark
- Merbromin
- Eritrosina
- Verde rápido
- Fluoresceína
- Dois tons

MÉTODOS DE APLICAÇÃO:

1. Pintura:

> ➢ Peça ao doente para enxaguar para remover partículas de alimentos e saliva abundante.
> ➢ Aplique generosamente um lubrificante à base de água para

evitar que os lábios fiquem manchados.

> Seque os dentes com ar comprimido, retraindo as bochechas ou a língua
> Utilize uma bola de algodão para levar a solução aos dentes.
> Aplique a solução apenas nas coroas dos dentes.
> Oriente o paciente para espalhar o agente em todas as superfícies dos dentes com a língua.
> Examine a distribuição do agente e peça ao doente para enxaguar, se indicado.

2. *Enxaguamento:* Coloque algumas gotas da preparação concentrada num copo de papel e adicione água para obter a diluição adequada. Instrua o paciente a enxaguar e a passar a solução por toda a superfície do dente.

3. *Comprimido ou pastilha:*

O doente mastiga a pastilha (uma metade pode ser suficiente para alguns doentes), bochecha-a durante 30-60 segundos e enxagua.

O agente revelador mais utilizado é a solução de dois tons. Esta mostra a placa vermelha, que é recém-formada, fina, normalmente supragengival e a placa azul, que é mais espessa, mais antiga, mais tenaz, normalmente subgengival.

3. CORANTES PARA DETECÇÃO DE CÁRIES:

A captação de corantes pelas lesões do esmalte seria muito vantajosa, uma vez que permitiria a visualização das lesões numa fase inicial.

Os corantes utilizados para a deteção de cáries são:

> 0,5% Fucsina básica
> 1% Vermelho ácido

A fucsina básica a 0,5% tem potencial carcinogénico e mancha a dentina coronal não afetada, pelo que é substituída por Acid red a 1%.

4. TESTE DE FLUXO SALIVAR:

Inspecionar e palpar os orifícios do ducto parotídeo. A papila parotídea e o ducto de Stenson devem ser palpados com o dedo indicador de uma mão colocado no interior da boca e o da outra mão colocado no exterior da bochecha. A inflamação da papila incisiva, a expressão de saliva purulenta e a presença de uma massa dura no ducto de Stenson sugerem a presença de um sialólito no ducto. A inflamação da papila parotídea, associada a saliva turva proveniente de um ducto e a sinais e sintomas de inchaço e dor na região parotídea, sugere uma inflamação da glândula parótida. O aumento da glândula, com ou sem sinais ou sintomas visíveis de alterações na saliva, especialmente na ausência de sintomas sistémicos, sugere um tumor ou neoplasia.

Fluxo salivar normal:

O caudal normal é de 1,0-1,5 L/dia

Saliva não estimulada:0. 3ml/min

Saliva estimulada: 1,5-2,0 ml/min

Factores que afectam a taxa de fluxo salivar não estimulada em indivíduos saudáveis:

Important factors:	Unimportant factors:
Degree of hydration	Gender
Body position	Age
Exposure to light	Body weight
Previous stimulation	Gland size
Circadian rhythm	Psychic effects-thought of food
Drugs	Mental stress
Functional stimulation	

<u>Grau de hidratação:</u> Quando a água corporal é reduzida em 8%, a taxa de fluxo salivar diminui. Em contrapartida, a hiper-hidratação aumenta a taxa de fluxo salivar. **<u>Posição do corpo:</u>** Quando está de pé, o fluxo aumenta e quando está deitado, diminui. **<u>Condições de iluminação:</u>** Na ausência de luz, o fluxo salivar diminui 30% a 40%. **Ritmo circadiano:** O fluxo aumenta durante o final da tarde e cai para quase zero durante o sono.

Estímulos psíquicos: Pensar em comida ou ver comida são estímulos fracos para a salivação nos seres humanos.

Medicamentos: Ex: Antipsicóticos Antidepressivos Anticonvulsivantes

Factores que afectam o fluxo estimulado:

1. natureza do estímulo

2. Vómitos: O fluxo aumenta imediatamente antes e durante o vómito.

3. Estímulos gustativos: o ácido é mais potente do que o sal, o amargo e o doce.

4. Smoking:

5. Tamanho da glândula: O caudal estimulado está diretamente relacionado com o tamanho da glândula, à medida que o tamanho da glândula aumenta o caudal também aumenta e vice-versa.

6. Estímulos unilaterais: Se uma pessoa mastigar de um lado, a saliva será produzida pelas glândulas desse lado, ao passo que do outro lado a saliva diminui.

7. Idade Redução da proporção de células secretoras com a idade e, além disso, as pessoas idosas que recebem medicação têm maior tendência para reduzir o fluxo salivar.

XEROSTOMIA:

A xerostomia não é uma doença, mas pode ser um sintoma de certas doenças. A diminuição da secreção do fluxo salivar é designada por xerostomia. Quando o fluxo não estimulado é inferior a 0,1 ml/min e o fluxo estimulado é inferior a 0,5 ml/min, esta situação é designada por xerostomia.

Causas:

1. Perda de água/metabolitos: Ingestão de água prejudicada; Perda de água através da pele; Perda de sangue; Emese; Diarreia; Poliureia; Desnutrição proteico-calórica.

2. Danos nas glândulas salivares: Irradiação terapêutica da cabeça e do pescoço; Doenças auto-imunes - Síndrome de Sjogren; Doença do enxerto contra hospedeiro; Lúpus eritematoso sistémico; Artrite reumatoide

3. Interfere com a transmissão neural: Drogas; Disfunção autonómica; Condições que afectam o SNC; Distúrbios psicogénicos; Trauma; Diminuição da mastigação.

PTILISMO:

O aumento do fluxo salivar é designado por ptilismo.

Causas:

- Pacientes com novos aparelhos protéticos e ortodônticos.
- Durante o primeiro trimestre de gravidez.
- Pacientes com perturbações psicológicas.
- Infecções herpéticas primárias e outras infecções, mas normalmente desaparecem com a resolução do problema.

5. AZUL DE TOLUENO E IODO DE LUGOL' S STANIING:

O azul de toludina é um corante metacromático do grupo das tiazinas que tem sido utilizado eficazmente como corante nuclear devido à sua ligação ao ADN. É utilizado para a deteção de lesões orais pré-cancerosas e malignas.

As lesões benignas, que são estudadas na coloração com azul de toludina, são: Hiperplasia, Querotose, Inflamação, Líquen plano.

PROCEDIMENTO:

- Para a coloração, é aplicado um corante aquoso de azul de toludina a

1% durante aproximadamente 30 segundos, seguido de água da torneira.

- Em seguida, aplique ácido acético a 1%.
- Ambas as soluções são aplicadas com aplicadores com ponta de algodão.
- Qualquer absorção de corante é registada através de fotografias.
- Se houver qualquer captação de corante, a amostra de biópsia é retirada dessa área; caso contrário, o julgamento clínico é orientado pelo local da biópsia.
- A amostra da biopsia é fixada em formalina tamponada neutra a 10% e enviada para o laboratório de patologia oral para processamento de rotina.

VANTAGENS:

1. Ajude o médico a escolher os locais de biopsia.
2. A captação de corante também ajudou na avaliação, marcando as margens da lesão.
3. A ligação do azul de toluudina no epitélio oral não interferiu com a coloração ou interpretação histológica.
4. Os enxaguamentos com azul de toludina são utilizados para o rastreio de doentes de alto risco que possam ter lesões malignas assintomáticas da cavidade oral.

DESVANTAGENS:

1. A captação de corantes falsos positivos por lesões ulcerativas orais benignas confunde, em vez de ajudar, os julgamentos clínicos.
2. Tanto os resultados falsos positivos como os falsos negativos são mais numerosos.
3. As lesões benignas terão captação de corante nas margens, em

contraste com os padrões marginais difusos associados a lesões displásicas ou malignas.

4. As papilas filiformes retêm o corante, o que pode estar relacionado com a elevada taxa de síntese proteica.

5. O azul de toluudina não mostra a presença de tumor sob o epitélio normal.

Quando são utilizados o azul de toluudina e o iodo de Lugol, o **procedimento é o seguinte**

- Fotografia de uma lesão não tratada.

- Aplicação de ácido acético a 1% com um aplicador com ponta de algodão durante 20 segundos.

- Enxagúe com água.

- Aplique azul de toludine 1% com um aplicador de ponta de algodão durante 10-20 segundos.

- Descolore com ácido acético a 2% durante 20-30 segundos. Tire a fotografia.

- Aplique o iodo de Lugol com um aplicador com ponta de algodão durante 10-20 segundos.

- Tire a fotografia.

As lesões estudadas são: -

Querotose benigna.

Displasia.

Carcinoma in situ.

Carcinoma de células escamosas.

Líquen plano.

Tecido de granulação.

Carcinoma mucoepidermóide.

Sensitivity-93.5%-97.8%Specifity-73.3%-9 2.9%

A solução de iodo de Lugol produz uma coloração negra castanha por reação do iodo com o glicogénio. O iodo é removido por fixação em álcool e formaldeído na preparação da amostra de biopsia, pelo que não interfere com a avaliação histológica. O tecido normal cora-se de castanho, mas o epitélio em proliferação não é corado ou é mal corado. Quando são utilizadas as duas colorações, apresenta uma melhor especificidade do que o azul de toludina isolado.

"Assim, ambos os corantes são utilizados como auxiliares adicionais na avaliação de doentes de alto risco e de lesões orais suspeitas.

6. BIOPSIA:

A biopsia é um dos meios complementares de diagnóstico mais valiosos.

Definição: *"A remoção de tecido dos organismos vivos para efeitos de exame microscópico e diagnóstico. "- Por shafer*

A biópsia é utilizada para confirmar um diagnóstico presuntivo feito com base em achados clínicos e radiográficos.

TYPES OF BIOPSY:

1.Needle biopsy

2.Drill biopsy

3.Punch biopsy

4.Open biopsy — Incisional / Excisional

ARMAMENTARIUM:

1. Anti-sético

2. Anestesia local e seringa

3. Bisturi

4. Tesoura de ponta pequena

5. Pinça para tecidos

6. Hemostatos cirúrgicos

7. Esponjas

8. Suturas

9. Suportes de agulhas

10. Frasco com formalina a 10%

<u>**INDICAÇÕES:**</u>

1. Qualquer úlcera que não tenha mostrado evidência de cicatrização em 3 semanas.

2. Qualquer tumor suspeito de ser neoplásico.

3. Qualquer lesão hiperquerotótica persistente.

4. Qualquer tecido excisado cirurgicamente.

5. Qualquer tecido expelido espontaneamente de um orifício do corpo.

6. Material do seio de drenagem persistente.

7. Qualquer lesão intra-óssea que não possa ser identificada radiograficamente de forma positiva.

<u>**PRECAUÇÕES E CONTRA-INDICAÇÕES:**</u>

1. A lesão pigmentada deve ser excisada com uma margem ampla do tecido normal que rodeia a lesão.

2. As lesões de origem vascular devem ser removidas no procedimento inicial, caso contrário, podem provocar uma hemorragia extensa.

3. O espécime deve ser removido com um mínimo de manipulação da área.

4. A anestesia local nunca deve ser injetada na lesão.

5. O tempo entre a colheita da amostra e a comunicação do diagnóstico deve ser o mais curto possível.

Regras a respeitar aquando da colheita de uma amostra de biópsia:

1. No caso de uma lesão pequena, toda a lesão serve de amostra e deve ser completamente removida.

2. Em lesões de grandes dimensões, a amostra é deslocada da área mais facilmente acessível.

3. As secções finas e profundas são mais desejáveis do que os grandes espécimes rasos.

4. Se estiverem presentes várias lesões, a amostra deve ser colhida da mais representativa.

5. Se a lesão for intra-óssea, a placa cortical do osso deve ser removida juntamente com a margem.

INSTRUÇÕES:

1. O tecido deve ser removido com um instrumento afiado e com um mínimo de manipulação.

2. Colocar o espécime imediatamente num fixador. Não deve ser deixado ao ar para secar.

3. O recipiente deve ter uma boca larga para permitir que o espécime seja deixado cair no fixador.

4. A formalina a 10% é utilizada como fixador ou podem também ser utilizados outros fixadores especiais.

5. O recipiente do espécime deve ter uma cápsula à prova de fugas.

6. Se tiver mais do que um espécime, coloque-os em recipientes diferentes.

7. Idade do doente, nome, sexo, nome do operador, qualquer outra informação relativa à lesão fixada no exterior do recipiente.

8. Espécime enviado ou enviado por correio para o laboratório de patologia imediatamente.

ARTIFÍCIO:

Artefacto refere-se a uma estrutura artificial ou alteração de tecido numa lâmina microscópica preparada em resultado de um fator estranho.

TIPOS DE ARTEFACTOS:

1. Esmague o artefacto.

2. Artefacto causado por electrocautério.

3. Artefacto de fixação/desidratação.

4. Devido à utilização de corante ou anestesia local no local da biopsia ou de medicamentos coloridos.

5. Artefacto de congelação.

SECÇÕES CONGELADAS
INDICAÇÕES:

1. Como estudo inicial para obter um diagnóstico histológico quando é necessário efetuar imediatamente um procedimento terapêutico definitivo.

2. Para avaliar a adequação da excisão cirúrgica através de uma verificação das margens de ressecção.

3. Para uma avaliação preliminar da natureza do procedimento planeado, determinada pela extensão e distribuição do tecido envolvido pelo tumor.

4. Para o diagnóstico de qualquer anomalia dos tecidos observada durante a cirurgia.

5. Para determinar se uma lesão requer um tratamento imediato ou especial.

CONTRA-INDICAÇÕES:

1. Se o tecido estiver muito calcificado ou ossificado.

2. Se a amostra de tecido for pequena.

3. Quando as secções congeladas não permitem uma decisão imediata

4. Para lesões que, mesmo em condições óptimas, exigem um estudo aprofundado devido à sua complexidade. Ex: afecções linforeticulares, pequenas lesões líticas superficiais, doenças granulomatosas.

VANTAGENS:

1. Preserva a morfologia da secção de tecido.

2. Preserva a integridade e a localização das secções de tecido.

3. Elimina rasgões e perdas de materiais preciosos.

4. Elimina as dobras e compressões dos tecidos.

5. Ideal para uma análise fiável e segura.

6. Permite secções ultra-finas até 2 micro metros.

7. Proporciona uma forte fixação da secção à lâmina, mesmo para tecidos adiposos.

8. É para utilizar e adotar para uso rotineiro.

PROCEDIMENTO:

1. Após a obtenção da amostra de biópsia, esta é transferida para o laboratório de secção congelada. O tecido é incorporado num suporte metálico com a utilização de uma preparação comercial.

2. Para congelar o mandril de metal é colocado numa caixa de aço inoxidável com prateleiras de alumínio, à volta das quais é embalado gelo seco.

3. A temperatura da caixa é de -66 graus ou menos.

4. As cavidades cilíndricas são preenchidas com álcool etílico a 95%. O espécime contendo o mandril de metal é inserido numa das cavidades.

5. São necessários 15-20 segundos para congelar um bloco de tecido com 15*15*3 mm de diâmetro.

6. Após a congelação, o tecido é colocado no micrótomo e as secções são cortadas a 6-8 micrómetros para fixação.

7. As lâminas com o tecido aderido são em seguida imersas durante alguns segundos numa solução composta por partes iguais de éter e álcool etílico e coradas com H&E.

8. As secções coradas são montadas e conservadas para referência permanente.

9. O tempo necessário é de 10 minutos. O relatório exato é registado pelo patologista no *"Formulário de diagnóstico de secção congelada"*.

A. <u>CITOLOGIA ESFOLIATIVA:</u>

A citologia esfoliativa foi introduzida pelo **Dr. George N. Papanicolaou** em

1920.

A citologia esfoliativa oral foi introduzida por **Silvermann e Sandler.**

Definição "Exame microscópico de células raspadas da superfície de uma lesão".

MATERIAIS:

1. Álcool etílico
2. Lâminas de vidro
3. Clipes de papel
4. Lápis de grafite simples
5. Espátula de metal ou madeira ou aplicador com ponta de algodão
6. Caixa de correio de plástico

<u>INDICAÇÕES:</u>

1. quando a lesão em questão é tão inócua que não levanta suspeitas de cancro.

2. Quando existe resistência por parte do dentista ou do doente em realizar uma biopsia.

3. Quando existem lesões vermelhas múltiplas e grandes e não é possível determinar o melhor local para a biopsia.

4. Quando há suspeita de herpes ou cândida.

5. Quando a lesão está localizada em áreas inacessíveis.

6. Como procedimento de acompanhamento para a deteção de cancro recorrente em doentes previamente tratados.

CONTRA-INDICAÇÕES:

1. Um cancro evidente ou suspeito que justifique a recolha de uma amostra de biópsia.
2. Um doente que não é fiável em manter uma segunda consulta para um exame de seguimento da lesão.
3. Lesões submucosas.
4. Lesão seca ou com crostas, como se pode observar nos lábios.
5. Lesão branca que não desaparece.

MÉTODO:

1. O nome completo do doente é escrito numa extremidade de cada um dos dois diapositivos e é colocado um clip de papel nessa extremidade do diapositivo.
2. Limpe a lesão com uma gaze para remover detritos celulares ou exsudados.
3. A lesão é raspada com um instrumento à escolha e o material é espalhado imediatamente na lâmina.
4. Se for utilizada uma espátula, o material é espalhado numa lâmina e outra lâmina é desenhada sobre ela. Se for utilizado um aplicador com ponta de algodão, o material é espalhado em ambas as lâminas com um aplicador.
5. Em seguida, imerso em fixador durante 30 minutos, uma vez que a mais pequena secagem ao ar causará distorção das células e secas ao ar.
6. As lâminas são preparadas para envio juntamente com a informação clínica disponível. Estas informações devem incluir o nome e a

morada do remetente e do doente, a idade, o sexo e a raça do doente, a duração e a localização da lesão e a sua descrição.

VANTAGENS:

1. É necessário equipamento limitado.
2. O procedimento é simples e pode ser efectuado sem anestesia ou instrumentos cirúrgicos.
3. O tempo necessário é inferior ao de outros métodos.
4. Não provoca ansiedade ou medo do cancro nos doentes.
5. Procedimento laboratorial pouco dispendioso.

DESVANTAGENS:

1. Detecta apenas lesões superficiais.
2. Se a superfície for queratinizada, o carácter típico da lesão não será demonstrado pelo material limitado.
3. O tratamento não pode ser previsto com base num esfregaço positivo, sendo ainda necessária uma biopsia para verificar a lesão positiva.
4. As células esfoliativas das lesões orais são continuamente lavadas.
5. Um relatório negativo dá-lhe a falsa segurança de ter examinado adequadamente a área ou a lesão.
6. Um esfregaço positivo indica a necessidade de uma biópsia; um esfregaço negativo significa muito pouco.
7. A citologia esfoliativa é inadequada como procedimento de rastreio.

INTERPRETATION OF CYTOLOGY REPORT:

Class 1: Normal

Class 2: Mildly atypical but benign

} Negative for cancer

Class 3: Indeterminate

Class 4: Suggestive of cancer

} Suggestive or indeterminate for cancer

Class 5: Positive for cancer

B. *PUNCH BIOPSY:*

As punções de biópsia têm um diâmetro de 2-6 mm e trata-se de uma técnica.

A profundidade da punção de biopsia utilizada é de 4 mm para a maioria das doenças. As punções de 3 mm e 6 mm foram frequentemente utilizadas.

UTILIZAÇÕES:

1. Como biópsia incisional para efeitos de diagnóstico.

2. Antes da terapia definitiva.

3. Para neoplasias da mucosa.

4. Processos reactivos.

5. Sinais de doenças mucocutâneas.

TIPOS DE PUNÇÕES DE BIÓPSIA:

1. Punção de biopsia Keyes: Gama de tamanhos de 1,0-12,0 mm em incrementos de 0,250,50 mm.

2. Punção acionado por correia: Tem uma velocidade de 250-36.000 Rpm e um peso de 25 gms.

3. Punção de biópsia descartável: Tem um peso de 2gms e um melhor acesso a diferentes áreas.

TÉCNICA:

- Seleccione o local da biopsia; anestesie-o e limpe-o suavemente com uma gaze esterilizada 2*2.
- Punção de biópsia na mão, entre o polegar e o indicador
- O bordo da lâmina é colocado na mucosa oral e rodado para a frente e para trás entre os dedos até que o bisel externo deixe de ser visível.
- Se não for obtida uma profundidade adequada, retire a punção e avalie a necessidade de profundidade adicional.
- Se necessário, pode voltar a colocar o punção na posição original e continuar o procedimento até atingir a profundidade adequada.
- Manusear o espécime com uma pinça de Adson ou uma pinça dentada de rato.
- A base do núcleo de tecido é libertada utilizando uma lâmina de bisturi n.º 15 ou uma tesoura fina e curva para a íris.
- A gaze esterilizada é utilizada para controlar a saliva e a hemorragia cirúrgica.
- Utiliza-se um fixador adequado, formalina neutra tamponada a 10%.
- São dadas instruções pós-operatórias.

VANTAGENS:

1. Baixa incidência de morbilidade pós-cirúrgica.

2. Não é necessário suturar.

3. formação mínima ou nula de cicatrizes.

4. resultados estéticos máximos.

5. a necessidade de visita pós-operatória ou de remoção de suturas é pouco frequente

6. Pode ser utilizado em qualquer superfície da mucosa suscetível de ser submetida a uma punção de biopsia.

DESVANTAGENS:

1. Técnica concebida para utilização em lesões epiteliais ou

mesenquimatosas superficiais.

2. Difícil de utilizar para obter tecido representativo adequado mais profundo do que a lâmina própria superficial.

3. A mucosa livremente móvel que não pode ser bem apoiada, como no soalho da boca e na palete mole, pode impedir a técnica.

4. Deve ser utilizado com precaução quando a lesão se encontra sobre estruturas submucosas significativas, como o forame mentoniano ou nasopalatino.

5. O acesso ao rebordo alveolar vestibular posterior do maxilar e à face lingual anterior da mandíbula é difícil.

C. *CITOLOGIA ASPIRATIVA POR AGULHA FINA*
ASPIRAÇÃO:

Definição: A aspiração é um meio de obter material de uma cavidade corporal, de um espaço cístico ou de uma lesão contendo fluido. Introduzido em 1930.

UTILIZAÇÕES: Massas palpáveis tais como: Gânglios linfáticos aumentados, massas mamárias, lesões ósseas, glândulas salivares, massas superficiais de tecidos moles, tiroide aumentada, lesões abdominais palpáveis

MATERIAIS:

1.   Agulhas

2 .Seringas

3. Lâminas de vidro

4. Fixadores

Exemplos de vários tipos de agulhas utilizadas para várias massas:

18 gazePara --lesões ósseas

18-20 gaze - Pescoço, tiroide, massas mamárias

21 --------------gazeMassas cervicais

25 ou 23gauze-Tumores das glândulas salivares

Diâmetro e comprimento das agulhas utilizadas para a PAAF:

Gauze	Outside diameter	Inside diameter	Available length
20	0.89	0.58	25,38,76
22	0.71	0.41	19,25,38
23	0.64	0.33	6,19,25
25	0.51	0.25	16,25,32,51,88
27	0.41	0.20	13,19,28

<u>PROCEDIMENTO:</u>

1. Coloque o doente em posição supina.

2. Localize e apalpe a lesão e administre a anestesia.

3. Passe a agulha através da pele e avance a agulha para a lesão.

4. Aplique sucção e mova a agulha repetidamente através da massa em várias direcções.

5. Liberte a sucção. Retire a agulha do doente.

6. Retire a agulha da seringa. Encha a seringa com ar.

7. Volte a colocar a agulha na seringa.

8. Mude a pega do suporte da seringa. Toque com a ponta da agulha numa lâmina de microscópio.

9. Coloque a amostra numa lâmina de microscópio. Prepare o esfregaço.

10. Fixe ou seque o esfregaço.

VANTAGENS:

1. Técnica simples.
2. Maior aceitação por parte dos doentes.
3. Menor risco de atraso na cicatrização da ferida e de infeção.
4. Elimina a necessidade de hospitalização e poupa tempo na sala de operações.
5. É fácil recolher amostras de diferentes áreas da massa.
6. É um método seguro e fiável de diagnóstico de lesões suspeitas na cabeça e no pescoço.
7. O risco de semear o trajeto da agulha com células cancerígenas, que acompanha a utilização de uma agulha grande, é improvável com a PAAF.
8. É uma técnica de diagnóstico definitiva e permite ao médico iniciar o tratamento.

Material aspirado de várias cores obtido de várias lesões:

1. ....Cisto odontogénico cor de palha , ameloblastoma cístico

2. Aspirado firme e ....viscosoCisto epidermoide

3. ....Lumina branca amarelada espessa   de fluido granular ....de quisto epitelial Queratocisto

4. Amarelado a cinzento, ou seja, Sebo .....Sebáceo

5. Substância mais espessa e amarelada, tipo queijo... Quisto dermoide

6. Líquido de cor âmbar escura   Cisto do ducto tireoglosso

7. Líquido incolor turvo e espumoso ...   Linfangioma,
cístico

higroma

8. Sangue azulado Hematomas   precoces
                Hemangiomas
                Varizes

9. Cor vermelha .... brilhanteAneurisma
                derivação AV

10. Amarelo a branco ....amareladoInfecção odontogénica

11. Pus branco-amarelado com grânulos de enxofre ... Actinomicose

1 2.Líquido viscoso, pegajoso e claro - Fenómeno de retenção, Tumor da glândula salivar menor

13. Aspiração de mucosas .... Mucoepidermóide de baixo grau carcinoma

14. Líquido fino cor de palha ...Adenoma quístico papilar
                Cistadenoma papilar linfático

15. massas moles cheias de ar .... Enfisemas   subcutâneos
                Laringoceles

<u>D.</u>   **<u>ESCOVA DE BIÓPSIA:</u>**

A biopsia por escovagem é um método de deteção de lesões orais pré-cancerosas e cancerosas. A escova recentemente utilizada para a biópsia por escovagem é a escova ORAL CDX. **MÉTODO:**

1. Dependendo da localização intra-oral das lesões e da acessibilidade, a superfície plana ou o bordo circular da escova é colocado na superfície da lesão.

2. Mantenha uma pressão firme e rode a escova durante 5 a 10 vezes.

3. A presença de tecido rosado ou de hemorragia pontual no local da

biópsia por escovagem é prova de uma técnica correcta.

4. Não é necessária anestesia tópica ou local.

5. O material celular recolhido na escova é transferido para uma lâmina de vidro com código de barras e rapidamente inundado com fixador para evitar a secagem ao ar.

6. Após 15 minutos, a lâmina é colocada num recipiente de plástico e enviada com o formulário de requisição com código de barras, no recipiente de correio pré-endereçado.

7. Lâmina de cdx oral corada com o método de papanicolau.

VANTAGENS:

1. Hemorragia mínima ou nenhuma hemorragia.

2. Procedimento rápido realizado em cadeira de rodas.

3. Não é necessária anestesia tópica ou local.

4. Não é um procedimento difícil ou exigente de dominar.

5. Ajuda na deteção de cancro e de pré-cancro.

6. As margens a cores das anomalias das imagens cdx orais permitem ao dentista demonstrar ao doente o resultado anormal do teste.

7. **EXAME DIASCÓPICO:**

Nesta técnica, a pressão é aplicada a lesões vasculares suspeitas para visualizar a evacuação da coloração, um achado que apoia o facto de que a lesão é constituída por espaços sanguíneos patentes. Se a compressão não conseguir evacuar a pigmentação, a lesão pode ser sangue extravasado ou outro tipo de pigmento intrínseco ou extrínseco que se tenha depositado nos tecidos. Exemplos: Hemangioma

8. BLOQUEIO DIAGNÓSTICO DO NERVO:

O bloqueio analgésico hábil dos músculos do sistema mastigatório e da região maxilofacial, bem como a anestesia da ATM, são especialmente úteis no diagnóstico da dor mastigatória e das perturbações da dor miofacial não mastigatória.

Quando se administram injecções, devem ser observadas as seguintes regras

1. O médico deve ter conhecimentos de anatomia de todas as estruturas a injetar.
2. Deve ter conhecimentos de farmacologia de todas as soluções que serão utilizadas.
3. Deve evitar quaisquer injecções em tecidos inflamados ou doentes.
4. Deve manter uma assepsia rigorosa em todas as circunstâncias
5. Deve aspirar antes de injetar a solução.

CONTRA-INDICAÇÕES:

1. Casos agudos graves de lesões musculares, traumatismos ou dores.
2. Alergias aos anestésicos utilizados.
3. Doente com dificuldades hemorrágicas activas, diátese ou anticoagulantes.
4. Doente com celulite da zona.

PROCEDIMENTO:

1. Depois de dar instruções ao doente, peça-lhe para se sentar numa posição descontraída.
2. Localize e apalpe o ponto de gatilho. Prepare a pele com uma técnica asséptica adequada.
3. Agulha inserida no ponto de gatilho e movida para dentro e para fora da banda muscular, mas não da pele.
4. A resposta de contração local indica que a agulha penetrou no ponto de gatilho.
5. Aspire e depois injete a solução no ponto de gatilho.
6. Se a dor na zona de referência estiver relacionada com o ponto de

gatilho, a dor deve ser aliviada em poucos minutos.

As seguintes abordagens com agulha são utilizadas para o bloqueio nervoso dos músculos:

MÚSCULO MASSTER:

A agulha entra no músculo na borda anterior, por volta do meio do corpo, e é passada através do músculo em vários ângulos e profundidades para atingir as camadas profundas e superficiais. Em cada passagem da agulha, depois de a aspirar, a solução é lentamente depositada à medida que a agulha é retirada.

MÚSCULO TEMPORAL:

A agulha penetra no músculo em vários pontos logo acima do arco zigomático para atingir a maior parte das fibras. Em cada passagem da agulha, aspire a solução e depois injecte-a.

PTERIGÓIDE LATERAL:

A agulha é passada através do entalhe sigmoide mandibular e direccionada ligeiramente para cima e para dentro até uma profundidade total de 30-40 mm. Após a aspiração da agulha, a solução é depositada lentamente. As fibras motoras do nervo facial também podem ser anestesiadas.

PTERIGÓIDE MEDIAL:

A agulha é passada através do entalhe sigmoide mandibular, é dirigida corajosamente para baixo e para dentro até uma profundidade total de cerca de 40 mm. Após a aspiração da agulha, a solução é depositada lentamente. As fibras motoras do nervo facial também podem ser anestesiadas.

ESTERNOCLEIODMASTOIDEU:

Injecte a agulha no ponto de gatilho depois de agarrar o ventre do músculo numa posição de conforto não contraída. Evite a bainha carotídea e as estruturas do triângulo cervical anterior. Ao injetar o aspeto inferior deste músculo, evite penetrar no , o que produziria um pneumotórax.

TRAPEZIUS:

Dirija a agulha através do ombro para o ponto de gatilho com uma agulha de gaze 25. A anatomia do pulmão deve ser visualizada para evitar a criação de um pneumotórax.

ESPLÉNIO DA CABEÇA:

Este músculo é normalmente abordado a meio de uma linha traçada a partir da ponta do processo mastoide até ao processo espinhoso da segunda vértebra cervical. Localize o ponto sensível nesta depressão entre o músculo esternocleoide-mastóideo e a borda anterior do trapézio e avance uma agulha 2-3 cm para o ponto de ativação, apontando para a órbita oposta até a dor ser reproduzida.

DIAGÁSTICO:

O músculo pode ser abordado no bordo posterior e medial do ramo da mandíbula, a meio caminho entre o bordo inferior do pavilhão auricular e o ângulo da mandíbula. Agulha dirigida para o lado oposto da face.

A principal inervação sensorial da ATM é derivada de ramos do nervo auriculo temporal, com ramos dos nervos massétter e temporal profundo posterior dando uma contribuição menor, que são ramos do nervo mandibular.

BLOQUEIO DO NERVO MANDIBULAR:-

1. O doente é colocado em posição supina.
2. O operador coloca-se à direita e à frente do doente.
3. O doente mantém a boca bem aberta até a injeção estar completa.
4. Traça-se uma linha imaginária desde o canto da boca até ao entalhe intertrágico da orelha.
5. Palpa-se a borda anterior do ramo e identifica-se o tendão do

músculo temporal.

6. O operador alinha os pontos de referência intra-orais e extra-orais e a agulha é introduzida na área alvo.

7. A agulha é inserida até entrar em contacto com a fóvea. A profundidade de inserção não deve exceder 25-27 mm.

8. Se não for obtido contacto com o osso, a agulha deve ser retirada e reorientada.

9. Após a aspiração, injete a solução no ponto de gatilho.

10. Depois de retirar a agulha, o doente abre a boca durante 20-30 segundos, para permitir um banho adequado do tronco nervoso.

11. O início da anestesia ocorrerá em 5-7 minutos. A anestesia em forma de onda começa no ramo e progride para molares, pré-molares e dentes anteriores em sequência.

12. A adequação da anestesia pode ser demonstrada por formigueiro e dormência nas áreas inervadas pelo nervo mandibular e suas subdivisões.

BLOQUEIO DO NERVO MAXILAR:

Insira a agulha medialmente sob o arco zigomático, entre o processo coronoide e o côndilo e na fossa pterigopalatina. É necessária uma assepsia cuidadosa e a profundidade de inserção é de 4,0-4,5 cm. A seringa deve ser aspirada e depois injetada.

9 . TESTE DE SENSIBILIDADE AOS ANTIBIÓTICOS:

É necessário saber qual o antibiótico mais eficaz contra a estirpe específica da bactéria que causa a doença do doente. Poucos consultórios dentários dispõem dos meios de cultura e do equipamento necessários para a cultura de uma amostra, pelo que a amostra deve ser obtida no consultório dentário e enviada imediatamente para o laboratório ou o doente deve ser encaminhado para o laboratório ou para o médico para recolha de amostras.

Tipos:

1. Teste de difusão

2. Ensaio de diluição

<u>Ensaio de difusão:-</u>

1. São utilizados discos de papel de filtro com 6,0 mm de diâmetro. E são carregados com a concentração adequada de medicamentos.

2. Os discos são armazenados a frio e secos. Inundar uma diluição adequada de caldo de cultura na superfície do meio sólido.

3. A placa é inclinada para garantir um espalhamento uniforme e o excesso de caldo é pipetado.

4. Depois de secar a placa a 37 graus durante 30 minutos, os discos de antibiótico são aplicados com pinças estéreis.

5. Após incubação nocturna, o grau de sensibilidade é determinado pela medição das zonas de inibição do crescimento em torno dos discos.

6. O crescimento será inibido à volta dos discos que contêm antibióticos aos quais a bactéria é suscetível, mas não à volta daqueles a que é resistente.

O diâmetro da zona de inibição é influenciado por uma variedade de factores, tais como -Difusibilidade do fármaco.

-Concentração de discos

-Natureza e composição do medicamento.

-A sua espessura

-Presença de substâncias inibidoras e estimulantes.

-Tempo de incubação

Os resultados são comunicados como sensíveis, moderadamente sensíveis ou resistentes a diferentes medicamentos.

<u>**Ensaio de diluição:**</u>

Existem dois tipos de ensaios de diluição:

1. Método de diluição em tubo

2. Método de diluição em ágar

Método de diluição em tubo:

- Neste método, são tomadas diluições em série do medicamento em caldo em tubos e inoculada uma suspensão padronizada da bactéria de teste.

- Depois de uma incubação nocturna, a "concentração inibitória mínima" (CIM) é lida registando a concentração mais baixa do medicamento que inibe o crescimento.

- A "concentração bactericida mínima" (CBM) pode ser estimada por subcultura a partir da concentração mais baixa do medicamento que mata a bactéria.

Método de diluição em ágar:

- Neste método, são testadas várias estirpes ao mesmo tempo.

- Neste caso, são preparadas diluições em série do medicamento em ágar e colocadas em placas.

- A vantagem é que podem ser inoculadas muitas estirpes em cada placa contendo uma diluição de antibiótico.

Exemplos de agentes antimicrobianos de uso corrente na terapia de infecções:

Organisms	Drug of first choice	Alternative drug
Streptococcus pyogens	Pencillin G orV	Erythromycin Cephalosporin Vancomycin
Streptococcus viridans	Pencillin G	Cephalosporin Vancomycin
Anaerobic streptococci	Pencillin G	Erythromycin Cephalosporin Chloramphenicol
Neisseria species	Pencillin G	Sulfonamide Tetracyclin
Neisseria gonorrhoeae	Pencillin G	Ampicillin Erythromycin Tetracyclin
Actinomycosis	Pencillin G	Tetracyclin Cephalosporin
Treponema pallidium	Pencillin G	Tetracyclin Erythromycin
Candida	Nystatin Amphotericin B Ketoconazole	
Corynebacterium	Pencillin G	Vancomycin Rifampicin

EXAMES HEMATOLÓGICOS

Os exames hematológicos desempenham um papel muito importante no diagnóstico de várias doenças. Quando o doente chega à clínica com queixas de hemorragia das gengivas, fraqueza, incapacidade de trabalhar, palidez da mucosa oral e da língua e hemorragia excessiva do local da extração, aconselha-se a realização de análises sanguíneas.

Existem vários tipos de análises de sangue:

1. Percentagem de hemoglobina
2. Volume da célula embalada
3. Taxa de sedimentação de eritrócitos
4. Constantes eritrocitárias
5. Contagem de glóbulos vermelhos
6. Contagem de glóbulos brancos
7. Contagem diferencial de leucócitos
8. Exame de um esfregaço de sangue
9. Contagem absoluta de eosinófilos
10. Contagem de reticulócitos
11. Contagem de plaquetas
12. Tempo de hemorragia
13. Tempo de coagulação
14. Tempo de retração do coágulo
15. Tempo de protrombina
16. Tempo de tromboplastina parcial
17. Tempo de tromboplastina parcial ativado
18. Ensaio de fragilidade capilar
19. Aspirado de medula óssea
20. preparação para as células falciformes

21. eletroforese da hemoglobina

22. ensaio de Schilling

23. ferro sérico e capacidade total de ligação do ferro

24. fibrinogénio sérico

1. <u>DETERMINAÇÃO DA HEMOGLOBINA:</u>

A concentração de hemoglobina, expressa em gramas de Hb por decilitro de sangue, é medida habitualmente para obter informações sobre os glóbulos vermelhos em circulação e a quantidade de substância transportadora de oxigénio que contêm, fornecendo assim informações semelhantes às fornecidas pela contagem total de glóbulos vermelhos e pelo hematócrito .

VALORES NORMAIS:

Men	14-18 g/dl
Women	11.5-16.5 g/dl
Children (upto 1yr)	11-13 g/dl
Children (10-12 yr)	11.5-14.5 g/dl
Infants	13.5-19.5 g/dl

Significado clínico:

Aumento da hemoglobina: Gravidez, Anemia

Diminuição da hemoglobina: perda de fluidos corporais em caso de diarreia e vómitos graves, doença cardíaca congénita, enfisema, policitemia

Os vários métodos de estimativa da hemoglobina são: 1. Método de Sahli.

2. Método da cinometaemoglobina.

3. Método da hematina alcalina.

4. Halden' s método da carboxihemoglobina.

5. método da oxihemoglobina.

6.   Método de determinação gasométrica.

7.Método da gravidade específica.

8. método fotométrico.

1. MÉTODO DE SAHLI:

Princípio: Quando o sangue é misturado com HCl 0,1 N, a hemoglobina é convertida em hematina ácida de cor castanha. A cor resultante após a diluição é comparada com os blocos de referência de vidro castanho do hemolobinómetro de Sahli.

Procedimento:

1. Utilizando uma pipeta pasteurizada, adicione HCl 0,1 N ao tubo até à marca mais baixa.

2. Retire sangue até à marca de 20 microlitros na pipeta de hemoglobina e limpe o excesso de sangue no exterior da pipeta com um algodão.

3. Misture o sangue e o ácido no tubo, enxagúe bem a pipeta e deixe o tubo repousar durante pelo menos 10 minutos.

4. Dilua a solução com água destilada, adicionando algumas gotas de cada vez. Até que a cor coincida com a da placa de vidro no comparador.

5. A comparação deve ser efectuada apenas contra a luz natural. O nível do fluido é anotado no menisco inferior e a leitura correspondente a este nível na escala é registada em gms/dl.

Vantagens:

1. Baixo custo.

2. Não necessita de pessoal qualificado.

3. Procedimento rápido de cabeceira.

4. É simples.

Desvantagens:

1. A cor formada é instável.

2. Apenas 95% da hemoglobina é saturada.

3. Os erros humanos são mais.

4. Nem toda a hemoglobina é convertida em hematina ácida.

5. As substâncias não hemoglobínicas presentes no plasma podem influenciar a cor.

2. MÉTODO DA CINAMETAHEMOGLOBINA:

Princípio: Quando o sangue é misturado com o reagente de Drabkin contendo ferricianeto de potássio e cianeto de potássio, a hemoglobina reage com o ferricianeto para formar metemoglobina, que é convertida em cinametahemoglobina estável pelo cianeto. A intensidade da cor é proporcional à concentração de hemoglobina e é comparada com um padrão conhecido de cinametahemoglobina a 540 nm.

Procedimento:

1. Adicionar 20 microlitros de sangue a 5 ml de reagente de Drabkin e misturar bem.

2. Após 10 minutos, a absorvância da solução é lida contra o branco a 540 nm.

3. A curva padrão é preparada utilizando diluições graduais de cinametahemoglobina de uma solução de referência de concentração conhecida. E o mesmo colorímetro.

Vantagem: Forma a solução verdadeira e estável.

Erros:

1. As proteínas plasmáticas anormais podem dar um teor de hemoglobina erradamente elevado devido à turvação.

2. O reagente é venenoso. Manuseie-o com cuidado.

3. Não deite o reagente no lava-loiça porque é libertado o cianeto venenoso.

3. MÉTODO DA HEMATINA ALCALINA:

Hemoglobina, metahemoglobina, carboxihemoglobina e A sulfahemoglobina é convertida em hematina alcalina por adição de hidróxido de sódio. Forma uma solução verdadeira e a cor castanha é lida com padrões comparáveis ou num colorímetro.

4. HALDEN' S MÉTODO DA CARBOXIHEMOGLOBINA:

A hemoglobina é convertida em carboxihemoglobina por exposição ao monóxido de carbono. É um método relativamente exato, mas o monóxido de carbono é perigoso.

5. MÉTODO DA OXIHEMOGLOBINA:

A hemoglobina é convertida em oxihemoglobina misturando o sangue com uma solução diluída de carbonato de sódio ou de hidróxido de amónio. A intensidade da cor obtida é medida colorimetricamente. É um método rápido e exato, mas os vestígios de cobre podem dar origem a erros.

6. MÉTODO GASOMÉTRICO:

Primeiro, sature o sangue com oxigénio e, em seguida, expulse o oxigénio e recolha-o. Pode calcular a quantidade de hemoglobina. 1 g de hemoglobina liga-se a 1,34 ml de oxigénio.

7. MÉTODO DA GRAVIDADE ESPECÍFICA:

Colocar uma solução de sulfato de cobre de densidade 1,055 para os homens e 1,053 para as mulheres em dois frascos de boca larga de 100 ml. Adiciona-se uma gota de sangue a estes frascos e observa-se durante 15-20 segundos. Se a hemoglobina for normal, a gota afunda-se no fundo. Isto indica que a gota é mais densa do que a gravidade específica da solução. No caso de um doente anémico, a gota tende a hesitar antes de descer ou permanece no topo. Isto indica que a gota é mais leve do que a solução. As gravidades específicas 1,055 e 1,053 correspondem aproximadamente aos níveis mínimos de hemoglobina de homens e mulheres, respetivamente 13g/dl e 12g/dl.

2. DETERMINAÇÃO DO VOLUME CELULAR OU DO HEMATÓCRITO:

O hematócrito mede a percentagem de volume ocupado pelos glóbulos vermelhos em relação ao volume total de sangue no tubo capilar centrifugado.

OU

O volume de células compactadas é a quantidade de glóbulos vermelhos compactados, após centrifugação, expressa em percentagem do volume total de sangue.

Valores normais:

Nascimento:54%

2 meses: 42%

1-2 anos: 36%

4 anos: 37%

8 anos: 39%

12 anos: 40%

Homens: 42-52%

Feminino: 36-48%

Gravidez tardia: 23-37%

Significado clínico:

Aumento do volume celular: Anemias, Hidraemia

Diminuição do volume celular: Policitemia, desidratação, empiema, doença cardíaca congénita

MÉTODOS:

1. Método do macrohematócrito/método de Wintrobes
2. Método do microhematócrito
3. Balcões electrónicos.

1.   MÉTODO DO MACROHEMATÓCRITO:

Princípio: Quando o sangue anticoagulado é centrifugado num tubo de hematócrito a alta velocidade, os eritrócitos sedimentam no fundo. A coluna de glóbulos vermelhos é designada por volume de glóbulos vermelhos.

Procedimento:

1. Transferir 2 ml de sangue da punção venosa para o tubo que contém 2 mg de ácido etilenodiamino tetra-acético.

2. Misture cuidadosamente a amostra de sangue.

3. Identifique o tubo de Wintrobe. Encha o tubo com uma pipeta de Pasteur até à marca de 100. Evite bolhas de ar.

4. Coloque o tubo no copo de centrifugação. Centrifugue durante 30 minutos a 3000 rpm.

5. Anote a leitura. Multiplique por 100 para obter o volume presente.

6. Faça as seguintes observações:

    a. Cor e opacidade do plasma.

Yellow ⟶ Jaundice

Milky ⟶ Lipemia

Cloudy ⟶ Multiple myeloma

Reddish ⟶ Hemolysis

b. Camada de Buffy

Normalmente 0,5-1mm

2. MÉTODO DO MICROHEMATÓCRITO:

- Utilizado nos casos em que é difícil obter uma quantidade suficiente de sangue.
- Útil em pacientes pediátricos; ideal para punções cutâneas.

Princípio: O sangue é centrifugado num tubo capilar selado e o concentrado de células é determinado por um leitor especial de hematócrito.

Procedimento:

1. Retire a amostra para um tubo capilar apropriado. Encha o tubo até cerca de ¾ do seu comprimento.

2. Feche as duas extremidades do tubo. Escreva o número de identificação.

3. Coloque o tubo noutro tubo semelhante na cabeça de centrifugação, exatamente em frente um do outro.

4. Centrifugue os tubos a alta velocidade durante 5 minutos.

5. Retire os tubos capilares e verá três camadas.

    a. Camada de plasma transparente na parte superior.

    b. Pelagem esbranquiçada no meio.

    c. Coluna de glóbulos vermelhos na parte inferior.

6. Segure o tubo contra a escala de hematócrito de modo a que a coluna

de glóbulos vermelhos fique alinhada com a linha horizontal.

7. Mova o tubo ao longo da escala até que a linha 1.0 passe pelo topo da coluna de plasma.

8. A linha que passa pelo topo da coluna de glóbulos vermelhos dá-lhe o valor do volume de glóbulos vermelhos.

Erros:

1. A amostra hemolisada produzirá falsos valores baixos.

2) A mistura inadequada do sangue e o acondicionamento incompleto podem conduzir a resultados erróneos.

Desvantagem:

Necessita de uma centrífuga especial e de tubos capilares descartáveis.

3.   CONTADORES ELECTRÓNICOS:

Os contadores electrónicos podem calcular o PCV a partir do volume celular médio e da contagem de glóbulos vermelhos. O PCV é 1,5-3% inferior ao valor do microhematócrito, uma vez que são eliminados os erros devidos ao plasma retido e à oxigenação inadequada.

3.   <u>VELOCIDADE DE SEDIMENTAÇÃO DOS ERITRÓCITOS (VSG)</u>

A velocidade de queda dos glóbulos vermelhos é conhecida como velocidade de sedimentação eritrocitária.

Significado clínico:

Aumento da VSG: -Tuberculose, infecções crónicas, febre reumática, mieloma múltiplo, Kala azar, fibrose submucosa oral, anemias, aumento da temperatura, todos os tipos de neoplasias malignas, durante a gravidez a VSG aumenta após 3 meses e volta ao normal cerca de 3-4 semanas após o parto.

Diminuição da taxa de sedimentação de eritrócitos: policitemia

>-Anemia falciforme

>-Anemia hipocrómica

>-Insuficiência cardíaca congestiva

>-Desidratação grave

>-Tosse convulsa

A determinação da VSG é útil para verificar a evolução da doença e não para o diagnóstico de qualquer doença específica.

MÉTODOS:

1. Método de Westergren
2. Wintrobe᾽ s method

l.   Método de Westergren:

Valores normais: Homens: 0-15 mm após 1 hora

>Mulheres: 0-20 mm após 1 hora

>Crianças: 3-10 mm após 1 hora

>Em recém-nascidos: 0-5 mm após 1 hora

Procedimento:

1. Coloque 2 cc de sangue venoso e 0,5 cc de citrato de sódio a 3,8% num tubo de ensaio.
2. Encha o tubo de Westergren exatamente até à marca com um bolbo de borracha (evite bolhas de ar).
3. Coloque o tubo no suporte. Deve encaixar uniformemente no suporte.
4. Anote o tempo. Deixe o tubo repousar durante exatamente uma hora.
5. Após 1 hora, anote o nível a que desceu a coluna de glóbulos vermelhos.
6. Comunique o resultado em termos de mm/ após 1 hora.

2. Wintrobe' s Method:

Valores normais: Homem: 0-9 mm após 1 hora.

Fêmea: 0-20 mm após 1 hora.

Procedimento:

1. Colocam-se num tubo de ensaio 2 ml de sangue venoso e 4 mg de oxalato duplo.

2. Encha o tubo de Wintrobe até à marca zero, utilizando uma pipeta de Pasteur ou uma seringa.

3. Coloque o tubo na posição vertical exacta no suporte. Defina o tempo para 1 hora.

4. Ao fim de 1 hora, anote o nível da coluna de eritrócitos em termos de mm após a primeira hora.

4. DETERMINAÇÃO DOS ÍNDICES ERITROCITÁRIOS (CONSTANTES DE WINTROBE):

Os três índices mais frequentemente calculados são:

1. Volume celular médio (VCM)

2. Hemoglobina corpuscular média (HCM)

3. Concentração média de hemoglobina corpuscular (MCHC)

Procedimento:

1. Utilizando uma amostra de sangue, determine a. A hemoglobina b. O volume de células compactadas c. A contagem total de glóbulos vermelhos.

2. Determinação do volume celular médio (VCM):

$$MCV = \frac{PCV*10}{RBC \text{ in millions/cubic mm}}$$

Intervalo normal: 82-92 fl

Aumento do VCM: anemia macrocítica

Diminuição do VCM: anemia microcítica

3. Determinação da hemoglobina corpuscular média (HCM):

É a quantidade de hemoglobina nos glóbulos vermelhos médios.

$$MCH = \frac{Hb*10}{RBC \text{ in millions/cubic mm}}$$

Intervalo normal: 27-32 pg

Aumento da MCH: Anemia macrocítica

Diminuição da HCM: hipocromia

4.Determinação da hemoglobina corpuscular média (MCHC):

É a porção dos glóbulos vermelhos médios que contém hemoglobina.

$$MCHC = \frac{Hb*100}{PCV}$$

Gama normal: 32-36%

Aumento da MCHC: anemia hipocrómica

Diminuição da MCHC: esferocitose

5. Índice de cor:

É a quantidade média de hemoglobina nos glóbulos vermelhos em comparação com o   normal.

$$Color\ index = \frac{Hb\%}{RBC\%}$$

Índice de cor normal: 0,85-1,15%

Índice de cor baixo: Anemia hipocrómica

Índice de cor elevado: Anemia megaloblástica.

5.   CONTAGEM DE GLÓBULOS VERMELHOS:-

Gama normal: Homens: 4,5-6,5 milhões/mm cúbico de sangue

Fêmea: 4,0-5,5 milhões /metro cúbico de sangue

Significado clínico:

No nascimento, a contagem de hemácias é de mais de 6,5 a 7,5 milhões por milímetro cúbico de sangue. Após algumas horas, diminui e, no final de 15 dias a um mês, aumenta lentamente até atingir os níveis normais do adulto.

Aumento da contagem de hemácias:

-Hemoconcentração devido a queimaduras, cólera, etc.

-Em estados cianóticos centrais como os observados em doenças cardíacas crónicas.

-Emfisema

-Policitemia

Diminuição da contagem de hemácias:-

-A idade antiga

-Gravidez

-Grupo de doenças classificadas como anemia.

Métodos:

1 Contadores electrónicos

2.   Contagem visual

1.   Contadores electrónicos:

O advento dos contadores electrónicos aumentou a praticabilidade e o valor diagnóstico dos eritrócitos. Para além disso, alguns instrumentos determinam também a contagem de glóbulos brancos. Concentração de hemoglobina, leitura do hematócrito e contagem de plaquetas.

Princípios básicos dos contadores electrónicos baseados num dos 3 princípios:

i.   Princípio ótico: Eg (sistema Technicon)

Deixa-se fluir uma suspensão diluída de glóbulos vermelhos através de uma cuvete sob a forma de uma câmara ótica alinhada com um condensador de campo escuro. Os impulsos produzidos pela luz dispersa por cada célula, à medida que esta passa pela luz focada, são convertidos em impulsos eléctricos num tubo fotomultiplicador, sendo depois amplificados e contados.

ii.   Princípio do laser: Eg (sistema Ortho)

Uma suspensão de amostra diluída é injectada numa corrente de solução salina tamponada, na qual as células fluem em fila indiana, passando por um feixe de laser. Uma célula fotovoltaica detecta a luz que é dispersa e difractada pelas células. Os impulsos são acumulados e contados eletronicamente.

iii.   Princípio da Impedância Eletrónica: Eg (Princípio do Contador)

O sangue é diluído com uma solução electrolítica tamponada sem partículas e é levado a fluir através de um tubo de abertura de dimensões específicas.

É mantido um potencial elétrico constante entre o elétrodo no recipiente da amostra e o elétrodo no interior do tubo de abertura. As células sanguíneas são maus condutores de eletricidade e, quando a célula desloca parte do fluido condutor no tubo de abertura, a resistência eléctrica aumenta. Cada aumento da resistência é lido como um impulso, cuja amplitude é diretamente proporcional ao volume da célula. Um discriminador de amplitude selecciona a altura mínima do impulso a ser contado.

2.   Contagem visual:

A contagem visual é efectuada utilizando a câmara de Neubauer.

Princípio: A amostra de glóbulos vermelhos é diluída com fluido de diluição de glóbulos vermelhos 1:200 e as células são contadas ao microscópio utilizando uma câmara de contagem.

Procedimento:

1. Retire o sangue até à marca de 0,5 na pipeta de hemácias.
2. Limpe o excesso de sangue presente no exterior da pipeta. E retire o líquido de diluição até à marca 101.
3. A pipeta é rodada rapidamente. Após 5 minutos, descartando algumas gotas de sangue da pipeta e mantendo-a numa posição ligeiramente inclinada, é introduzida uma pequena quantidade de fluido sob a lamela colocada na câmara de contagem.
4. Deixe as células assentar durante 2-3 minutos.
5. Coloque a câmara de contagem na platina do microscópio.
6. Mude para a objetiva de baixa potência. Ajuste a luz e localize o quadrado grande no centro com quadrados pequenos.
7. Passe agora para a objetiva de alta potência. Conte os glóbulos

vermelhos nos quatro quadrados dos cantos e no quadrado central.

8. Utilize a seguinte fórmula para o cálculo dos glóbulos vermelhos.

$$\text{Total red blood cells} = \frac{\text{Number of red cells counted} * \text{dilution}}{\text{Area counted} * \text{Depth of the fluid}}$$

where   Dilution=1:200

Erros:

A. Contagem mais elevada do que o normal:

1. Sangue retirado da zona cianótica.

2. Sangue colhido acima da marca da pipeta.

3. Sangue colhido antes da marca 101 para enchimento.

4. Utilize a primeira gota de sangue para encher a pipeta.

5. Células que tocam os lados do quadrado incluídas na contagem.

6. Levedura, sujidade, leucócitos contados como glóbulos vermelhos.

B. Contagem inferior à real:

1. Diluição do sangue com o líquido dos tecidos devido a edema.

2. Aglomeração de algumas células.

3. Utilize a primeira gota de sangue da pipeta.

6.   CONTAGEM TOTAL DE LEUCÓCITOS:

Valores normais:

Ao nascimento: 10.000 -25.000 /cu mm

1-3 anos: 6.000-18.000/cu mm

4-7 anos: 6.000-15.000/cu mm

8-12 anos: 4.500-13.500/cu mm

Adultos: 4.000-10.000/cu mm

Significado clínico:

Aumento da contagem de leucócitos

1. Ieucocitose fisiológica - exercício, digestão, medo e dor.

2. Infecções agudas e crónicas:

3. Policitemia

4. Leucemia

Diminuição da contagem de leucócitos:

1. Gripe

2. Sarampo

3. Infecções do trato respiratório

4. Neutropenia maligna

5. Icterícia catarral

6. Reação a certos medicamentos - Amidopirina, Barbitúricos, Sulfonamidas

7. Febre tifoide e paratifoide

Princípio:

O ácido acético glacial lisa os glóbulos vermelhos e o violeta de gention cora os núcleos dos leucócitos. A amostra de sangue é diluída 1:20 numa pipeta de leucócitos e, com o líquido de diluição, as células são contadas ao microscópio utilizando uma câmara de contagem.

Procedimento:

1. Retire sangue até à marca de 0,5 da pipeta de leucócitos.

2. Desenhe um fluido diluidor até 11 pontos.

3. Misture o conteúdo na pipeta e, após 5 minutos, deitando fora

algumas gotas, encha a câmara de contagem e deixe as células assentar durante 2-3 minutos.

4. Concentre-se num dos lados das áreas marcadas com "W", colocando a objetiva em potência baixa.

5. Conte as células em todos os 4 quadrados de canto marcados com "w".

6. Cálculo:

$$\text{No. of white cells / mm}^3 \text{ of blood} = \frac{\text{No. of white cells counted * Dilution}}{\text{Areas counted * Depth of the fluid}}$$

em que Diluição = 20

7. <u>CONTAGEM DIFERENCIAL DE LEUCÓCITOS:</u>

A contagem diferencial de leucócitos é a distribuição percentual de vários glóbulos brancos no sangue periférico.

Valores normais:

Neutrófilos: 40 - 75 % - 3000-7000

    A. Segmentado - 2-6 %

    B. Formulários de bandas - 50-70%

Eosinófilos 1- 4 % - 30-300

Basófilos: 0-1% - 0-100

Linfócitos: 20-45% - 1000-3000

Monócitos: 2-8% - 100-600

SIGNIFICADO CLÍNICO:

Causas da neutrofilia

A. Fisiológico: Exercício, gravidez, período neonatal

B. Farmacológico: Epinefrina, terapia com esteróides.

C. Patológico

   1. Infeção por organismos piogénicos.

   2. inflamação não infecciosa.

   3. Vascular: Enfarte do miocárdio, embolia pulmonar, hemorragias.

   4. Traumatismo e cirurgia subsequente.

   5. Leucemia.

   6. Neoplasia.

Causas de Neutropenia:

1. Fome e debilidade.

2. Infecções e toxemia nos idosos.

3. Infecções como a febre tifoide, o sarampo, a malária, o calazar, a hepatite, a gripe, etc,

4. Hiperesplenismo, Insuficiência da medula óssea.

5. Farmacológico: induzido por medicamentos.

Causas da eosinofilia:

1. Alérgicos: febre dos fenos, urticária, asma, sensibilidade alimentar.

2. Infecções parasitárias: Verme de anzol, ameobíase, filariose, etc,

3. Doenças do colagénio: periaterite nodosa.

4. Recuperação de infecções agudas.

5. Doenças da pele: Psoríase, pênfigo.

Causas da eosinopenia:

1. Febre tifoide.
2. Anemia aplástica.
3. Esteróides adrenais.

Causas da basofilia:

1. Leucemia mieloide crónica.
2. Policitemia vera.
3. Mixoedema.
4. Após esplenectomia.
5. Doença de Hodgkin.
6. Urticária pigmentosa.

Causas da linfocitose:

A. *Absoluta.*

1. Tuberculose, brucelose, sífilis.
2. Papeira, rubéola, mononucleose infecciosa.
3. Leucemia.
4. Tirotoxicose.

B. *Relativo.*

1. Todas as causas de neutropenia.
2. Hepatite infecciosa.
3. Convalescença de infecções agudas.
4. Bebés com infecções, desnutrição e avitaminose .

Causas de linfonpenia:

1. Insuficiência grave da medula óssea.
2. Terapia imunossupressora.
3. Doença de Hodgkin.

4. Irradiação.

Causas da monocitose:

1. Infecções bacterianas crónicas.

2. Doenças causadas por protozoários.

3. Doença de Hodgkin.

4. Neutropenia crónica.

5. Leucemia monocítica.

Causas da monocitopenia: Anemia aplástica.

PRINCÍPIO:

As soluções de coloração policromática (Wright, giemsa, leishman's) contêm azul de metileno e eosina. Os corantes ácidos e básicos induzem múltiplas cores quando aplicados às células. O metanol actua como fixador. Este não permite qualquer alteração nas células e fá-las aderir à lâmina de vidro. O citoplasma é corado com um corante ácido. Os núcleos adquirem uma coloração azul a púrpura com um corante básico e são designados basófilos. Os componentes neutros das células são corados por ambos os corantes.

PROCEDIMENTO:

1. Um esfregaço fino é preparado espalhando uma gota de sangue numa lâmina.

2. Corar o esfregaço com a solução de coloração, adicionando 10-15 gotas ao esfregaço.

3. Examine o esfregaço corado à baixa potência.

4. Num esfregaço ideal, aparecerão 3 zonas.

    i. Zona espessa (cabeça).

    ii. Corpo

    iii. Extremidade fina(Cauda).

5. Escolha a parte ligeiramente antes da extremidade da cauda onde os glóbulos vermelhos começam a sobrepor-se.

6. Coloque uma gota de óleo de imersão no esfregaço. Mude para a objetiva de imersão em óleo e aumente a luz abrindo o diafragma da íris.

7. Examine o filme, passando sistematicamente de um campo para o outro. Registe o tipo de leucócitos observados em cada campo.

8. Conte pelo menos um total de 100 leucócitos. A contagem de 500 leucócitos proporciona um elevado grau de exatidão.

8 . EXAME DE UM ESFREGAÇO DE SANGUE:

Em várias anemias e noutras doenças, como a talassemia, a malária, etc., os glóbulos vermelhos maduros do sangue periférico apresentam determinadas alterações significativas.

Procedimento:

1. Seleccione a parte do esfregaço onde as hemácias começam a sobrepor-se.

2. Coloque uma gota de óleo de imersão no esfregaço.

3. Mude para a objetiva de imersão em óleo e examine o filme passando sistematicamente de um campo para o outro.

Exemplos de vários tipos de eritrócitos e das condições em que são observados

1. Micrócitos: Clorose, anemia por deficiência de ferro, após hemorragia crónica, a maioria dos casos de anemia secundária.

2. Macrócitos: Anemia perniciosa, Sprue, gravidez, tropical desnutrição, anemia magaloblástica.

3. Anisócitos: na anemia grave.

4. Esferócitos: Esferocitose hereditária, queimaduras, incompatibilidade

ABO.

5. Poiquilócitos: Anemia grave, anemia por deficiência de ferro, após hemorragia.

6. Células alvo: Doença hepática, talassemia, doença falciforme, esferocitose hereditária, doença Hb - c.

7. Células falciformes: Anemia falciforme.

8. Células de Burr: Artefacto, ureia, esplenectomia.

9. Células de esporão - Anemia de células de esporão, anorexia nervosa, A- betalipoproteinemia.

10. Células em forma de barco - doença Hbsc.

11. Células hipocrómicas - Anemia hipocrómica.

12. Estipling basofílico - na anemia de envenenamento crónico por chumbo, anemia aplástica, talassemia.

13. Anel de Cabot - Anemia perniciosa, Leucemia, Envenenamento por chumbo.

14. Corpos alegres de Howel - Anemia magaloblástica, após esplenectomia, iterícia acolúrica.

15. Corpos de Heinz - G6PD def.

Os vários tipos de leucócitos e as condições em que são observados são :

1. Granulação tóxica: Infecções bacterianas graves, em algumas doenças hereditárias.

2. Vacúolos: Infecções graves, queimaduras, envenenamento químico, na malignidade.

3. Corpos de Dohle: Infecções graves, queimaduras e exposição a agentes tóxicos.

4. Hipersegmentação - Anemia macrocítica.

5. Hipo-segmentação: LMA, infecções graves, estados tóxicos, doenças hereditárias.

6. Corpos de Auer: AML.

7. Células de mancha: CLL

9. CONTAGEM ABSOLUTA DE EOSINÓFILOS:-

Gama normal: 40-440 células /cu mm de sangue

Princípio: O sangue é diluído com um líquido diluidor que remove os glóbulos vermelhos e cora de vermelho os eosinófilos. Estes são contados utilizando a câmara de Neubauer num microscópio de baixa potência.

Procedimento:

1. Pipete 0,36 ml de líquido para o tubo de ensaio.

2. Adicione 0,04 ml de sangue. Misture e mantenha durante 10 minutos.

3. Misture o diluente e carregue a câmara de contagem.

4. Deixe-o repousar sob um recipiente húmido durante cerca de 2-3 minutos.

5. Conte as células ao microscópio.

6. Se for utilizada uma câmara de Neubauer, conte as células em todos os quadrados.

7. Cálculo:-

$$\text{Total no. of eosinophls/ cu. mm} = \frac{\text{No. of cells counted} \times 10}{0.9}$$

where dilution=10   Volume of fluid=0.9

$$\% \text{ Eosinophils} = \frac{\text{Absolute count} \times 100}{\text{Total leucocyte count}}$$

10. DETERMINAÇÃO DA CONTAGEM DE RETICULÓCITOS:-

Gama normal: Bebés:0,8-4%

Adultos:0,8-2,5%

Significado clínico:

Reticulocitose:i. Fisiológico : Ao nascimento

Gravidez

Mentruação

ii. Patológico: Anemia hemolítica

Anemia perniciosa

Anemia falciforme

Reticulocitopenia: Anemia aplástica

Mielofibrose

Doença por radiação

Terapia com medicamentos citotóxicos

Procedimento:

1. Filtre uma pequena quantidade de corante (cerca de 5 ml) e misture gotas de corante com algumas gotas de sangue.

2. Cubra os tubos com um tampão de algodão e mantenha-os a 37 graus durante 30 minutos.

3. Prepare um esfregaço de sangue fino e seque-o ao ar.

4. Examinar o esfregaço na objetiva de imersão em óleo.

5. Os reticulócitos são identificados por filamentos e grânulos finos,
de cor violeta intensa, dispostos em rede. Os eritrócitos coram-se a
azul pálido. Conte simultaneamente glóbulos vermelhos e
reticulócitos em cerca de 15 campos.

6. Cálculo :-

$$\text{Reticulocyte } \% = \frac{\text{No. of reticulocytes counted} * 100}{\text{No. of red cells counted}}$$

Erros: O tempo de coloração não deve ser inferior a 30 minutos.

11.   DETERMINAÇÃO DA CONTAGEM DE PLAQUETAS:

Gama normal: 2,50,000-5,00,000/ cu. mm

Significado clínico:

Trombocitose: Policitemia vera

Anemia hemolítica

Após esplenectomia

Febre reumática aguda

Trombocitopenia: Anemia aplástica

Anemia megaloblástica

Leucemia aguda e crónica

Agentes físicos e químicos

Endocardite bacteriana subaguda

Procedimento:

1. Retire sangue até à marca de 0,5 na pipeta RBC. E dilua o líquido até

à marca 101.

2. Misture bem o conteúdo no bolbo.

3. Após 5 minutos, elimine as primeiras gotas e, em seguida, coloque algumas gotas de sangue na lâmina.

4. Humedeça a lâmina em papel de filtro. Permaneça durante 15 minutos.

5. Coloque a câmara de contagem na platina do microscópio. Observe com a objetiva de alta potência.

6. As plaquetas aparecem como partículas refractárias

7. Conte as plaquetas em todos os 25 quadrados. A área coberta por 25 quadrados é equivalente a 1 cm2

8. Cálculo:

$$\text{Platelets/ cu.mm} = \frac{\text{No. of platelets counted} * \text{dilution}}{\text{Vol. Of fluid}}$$

Em que a diluição = 200

10. DETERMINAÇÃO DO TEMPO DE HEMORRAGIA:-

O tempo de hemorragia mede o tempo que decorre desde o início da hemorragia até à sua paragem.

O tempo de hemorragia é considerado prolongado quando o tempo de hemorragia é superior a 15 minutos.

Significado clínico:

Aumento do tempo de hemorragia observado na -Trombocitopenia

Doentes a fazer terapêutica com Aspirina

Doença de Von Willebrand

Existem dois métodos:

1. O método de Duke

2. Método de Ivy modificado

O método do Duke:

Gama normal: 7-8 min

Procedimento:

1. Limpe o dedo com álcool, utilizando um algodão. Deixe secar.

2. Perfure com a lanceta a 1 mm de profundidade. Ligue o cronómetro.

3. O sangue deve fluir livremente.

4. Após 30 segundos, recolha a gota de sangue num dos cantos do papel de filtro. Não toque na pele com o papel.

5. Repita a cada 30 segundos

6. Quando a hemorragia parar, pare o cronómetro. Anote o tempo no relógio.

Modificação do método de Ivy:

Intervalo normal:1-6 min

Procedimento:

1. Uma braçadeira de esfigmomanómetro é insuflada no braço do paciente e mantida a 40 mm Hg durante todo o teste.

2. A superfície volar do antebraço, desprovida de veias superficiais, é limpa com etanol a 70% e deixada a secar.

3. O antebraço é esticado e perfurado até uma profundidade de 3 mm com uma lanceta esterilizada.

4. De 30 em 30 segundos, o sangue adjacente à ferida é suavemente coberto com papel de filtro até a hemorragia parar. O tempo de hemorragia é registado.

11. DETERMINAÇÃO DO TEMPO DE COAGULAÇÃO:-

Significado clínico:

O tempo de coagulação é anormal na hemofilia

Doença de Von Willebrand

Afibrinogenemia

Disfibrinogenaemia

Existem dois métodos:

1. Método capilar

2. Método Lee e branco

Método capilar:

Intervalo normal:1-3 min

Procedimento:

1. Utiliza-se um tubo capilar com um diâmetro de 0,8-1,2 mm. O sangue é introduzido no tubo após uma picada no dedo.

2. Ligue o cronómetro.

3. A formação do cordão de fibrina é registada através da quebra do tubo capilar em intervalos regulares, sendo o tempo registado no primeiro aparecimento do cordão de fibrina.

Método Lee e branco:

Intervalo normal: 10-25 min

Procedimento:

1. Coloque 1 ml de sangue em quatro tubos de ensaio secos. Ligue o cronómetro.

2. Tape os tubos com tampões de algodão e mantenha-os num banho de água a 37 graus.

3. Após cada 30 segundos, inclinando os tubos, verifique se o sangue coagulou.

4. Quando o sangue tiver coagulado num tubo, anote o tubo e confirme a coagulação no segundo tubo.

5. De seguida, o terceiro e o quarto tubos são tratados de forma semelhante.

6. O tempo médio entre os últimos 3 tubos é o tempo de coagulação.

12. DETERMINAÇÃO DO TEMPO DE RETRACÇÃO DO COÁGULO:

Valores normais:

Tempo de retração do coágulo: 50% ao fim de 1 hora a 37 graus centígrados.

Tempo de lise do coágulo: 72 horas a 37 graus centígrados.

Procedimento:

1. Recolha 5 ml de sangue num tubo de ensaio seco.
2. O sangue é transferido para um tubo de centrifugação de vidro calibrado para 0,1 ml.

3. Coloque uma vareta de vidro no tubo de centrifugação. Esta vareta deve encaixar no fundo do tubo de centrifugação.

4. O tubo é mantido a 37 graus num banho de água durante 1 hora.

5. O coágulo retrai-se à volta da vareta. Deixe o coágulo escorrer e, em seguida, leia o volume de soro e células expressos a partir das graduações no tubo.

6. Cálculo:

$$\% \text{ of clot retraction} = \frac{\text{Amount of serum}*100}{\text{Amount of blood}}$$

Tempo normal de retração do coágulo: 48-64%

O tempo de retração do coágulo é afetado por - Deficiência de plaquetas, função plaquetária deficiente, diminuição do fibrinogénio, anemia, policitemia, hiperglobinemia

15. DETERMINAÇÃO DO TEMPO DE PROTROMBINA

Intervalo normal: 11-13 seg

Atualmente, o tempo de protrombina é habitualmente indicado com o INR (rácio normalizado internacional). O INR, introduzido pela OMS em 1983, é o rácio do tempo de protrombina que se ajusta à sensibilidade dos reagentes de tromboplastina, de modo a que um perfil de coagulação normal seja indicado como um INR de 1,0. *O tempo de protrombina é prolongado em* Terapia com cumarina, Icterícia obstrutiva, Doença hemorrágica do recém-nascido, Doença hepática, Terapia com heparina, Deficiência congénita dos factores II, V, VII, X, Deficiência de fibrinogénio, Deficiência de vitamina K.

Procedimento:

Método de Quick:

1. Mistura-se 0,1 ml de extrato cerebral com 0,1 ml de plasma num tubo de ensaio de vidro colocado num banho de água a 37 graus centígrados.
2. Após 1 min, adiciona-se 0,1 ml de cloreto de cálcio 0,1M morno à mistura acima e liga-se o cronómetro.
3. O ponto final é obtido inclinando o tubo de forma regular e consistente e parando o cronómetro no momento em que aparece um coágulo.
4. O teste deve ser efectuado em duplicado com o plasma de ensaio e de controlo e os valores médios devem ser anotados.

13. DETERMINAÇÃO DO TEMPO DE TROMBOPLASTINA PARCIAL:-

Intervalo normal:60-80 seg

O PTT *é prolongado em :*

1. Hemofilia A
2. Doença de Natal
3. Doença de Von Willebrand
4. Deficiência de fator ii, v,x, xii ou xi
5. Terapia anticoagulante
6. Insuficiência hepática
7. Coagulação intravascular
8. Eritmotose lúpica sistémica

Procedimento:

1. Misturam-se volumes iguais de cefalina e caulino. Adiciona-se 0,1 ml da mistura a 0,1 ml de plasma e incuba-se a 37 graus centígrados num banho de água durante 5 minutos.
2. Adiciona-se 0,1 ml de solução morna de cloreto de cálcio e liga-se o cronómetro.
3. O tempo de coagulação é registado como para o tempo de protrombina.
4. As amostras de ensaio e de controlo são analisadas simultaneamente em duplicado e os valores são calculados e comparados.

14. DETERMINAÇÃO DO VALOR PARCIAL ACTIVADO TEMPO DE TROMBOPLASTINA:

Intervalo normal: 15-35 seg

Significado clínico:

O tempo de tromboplastina parcial activada é utilizado para avaliar a cascata intrínseca e medir os níveis funcionais dos factores viii, ix, xi, xii. Está alterado nas hemofilias A e B e com o uso do anticoagulante heparina.

Procedimento:

1. Pipete 0,1 ml de extrato cerebral, 0,1 ml de reagente de caulino e 0,2 ml de plasma para um tubo de ensaio.

2. Incubar a 37 graus durante 1 min.

3. Adicione 0,1 ml de cloreto de cálcio e inicie o cronómetro.

4. Após 20 segundos, observe a formação do coágulo, inclinando o tubo de ensaio. Assim que o coágulo se formar, anote o tempo.

5. Repita o procedimento utilizando um plasma de controlo normal.

15. <u>DETERMINAÇÃO DO TEMPO DE TROMBINA:</u>

Intervalo normal:9-13 seg

O tempo de trombina é utilizado para testar a capacidade de formar um coágulo inicial a partir do fibrinogénio.

O tempo de trombina é prolongado em:

1. Hipofibrinogenaemia

2. Disfibrinogenaemia

3. Heparina, fibrinogénio ou produtos de degradação da fibrina

4. Doença hepática crónica

5. Mieloma múltiplo

6. Coagulação intravascular

Procedimento:

1. Adiciona-se 0,1 ml de trombina diluída a 0,1 ml de plasma diluído com 0,1 ml de solução salina tamponada a 37 graus num banho de água.

2. O tempo de coagulação é registado.

3. As amostras de ensaio e de controlo devem ser testadas simultaneamente em duplicado.

4. A amostra de pool normal dá um tempo de coagulação de 12-18 segundos.

16. TESTE DE FRAGILIDADE CAPILAR OU TESTE DE TOURNIQUIT:-

O teste de fragilidade capilar indica o grau de permeabilidade das paredes capilares e qualquer defeito nas mesmas.

Procedimento:

1. A braçadeira do esfigmomanómetro é aplicada à volta do braço do doente e insuflada até atingir uma pressão intermédia entre a pressão arterial sistólica e a diastólica.
2. O grau moderado de estase é mantido durante 5 minutos.
3. 2 minutos após o esvaziamento e a remoção da braçadeira, uma região da pele com 2,5 cm de diâmetro na superfície volar do antebraço, 4 cm distal à fossa cúbica, é observada para detetar hemorragias petequiais.
4. Normalmente, as petéquias nos homens não excedem cinco, e nas mulheres e crianças não excedem 10.

17. ASPIRAÇÃO DA MEDULA ÓSSEA:

Indicações: Avaliação de doentes com -Anemia

-Leukemia

-Mieloma múltiplo

-Malignidade metastática

Procedimento:

1. Aspire os glóbulos vermelhos da medula óssea através de uma agulha de grande calibre inserida através da tróclea na crista ilíaca ou no espaço medular esternal.

2. O aspirado é então espalhado sobre uma lâmina de vidro ou lamela e corado com a coloração de Wright.

3. A lâmina é examinada da mesma forma que um esfregaço de sangue capilar ou venoso.

BIÓPSIA DA MEDULA ÓSSEA:

Utilizado quando é necessária uma indicação da relação espacial e do grau de hiperplasia e hipoplasia dos elementos celulares na medula óssea. A amostra é obtida da crista do íleo. As secções histológicas são preparadas a partir destas amostras e coradas com a coloração de Wright.

21.PREPARAÇÃO DE CÉLULAS FALCIFORMES:

A preparação de células falciformes pode ser demonstrada in vitro através da observação das células numa gota de sangue diluída com bissulfato de sódio e selada numa lâmina de microscópio. Este processo é conhecido como preparação para células falciformes. Num teste positivo, o exame microscópico da preparação após 10-15 minutos revela células alongadas e curvas com múltiplas extrusões pontiagudas.

22. ELECTROFORESE DA HEMOGLOBINA:-

A presença e a concentração relativa dos vários tipos de hemoglobina nas diversas hemoglobinopatias são medidas com maior precisão através da eletroforese da hemoglobina contida nos glóbulos vermelhos.

Na doença falciforme, 75 a 95% da hemoglobina na eletroforese é Hb S anormal e a restante Hb F fetal. No traço falciforme, 20 a 45% da hemoglobina é Hb S e a restante Hb A adulta.

23. TESTE DE SCHILLING:-

O teste de Schilling está indicado na anemia macrocítica megaloblástica.

Procedimento:

1. O teste de Schilling mede a capacidade de absorção de vitamina B radioactiva marcada com co, administrada por via oral.

2. Após a administração oral de vitamina B radioactiva, a vitamina não marcada é administrada por via intramuscular como dose de lavagem para induzir a excreção urinária da vitamina marcada, que é medida numa amostra urinária de 24 horas.

3. A dose de lavagem é a essência do teste de Schilling, que permite efetuar medições de absorção de vitamina B com doses aceitáveis de radioatividade.

4. Os doentes com anemia perniciosa excretam menos de 5% da dose administrada por via oral, em comparação com a excreção de 8-25% em indivíduos normais.

5. Em doentes com anemia perniciosa, a repetição do teste 3 dias mais tarde, juntamente com a administração de fator intrínseco gástrico, resultará em níveis normais de excreção urinária de vitamina B radioactiva administrada por via oral.

24. <u>FERRO SÉRICO E CAPACIDADE TOTAL DE LIGAÇÃO DO FERRO</u>:-

Ferro sérico: O ferro sérico é a quantidade de ferro ligado à transferência no plasma.

Gama normal: 55 micro gms/cu mm-185 micro gms/cu mm

Aumento do nível de ferro no soro:

 -Anemia hemolítica

 -Envenenamento por chumbo

 -Deficiência de piriodoxina

 -Hepatite necrótica

Diminuição do nível de ferro sérico:

-Perda de sangue crónica

-Nefrose

Procedimento:

1. Coloque 0,5 ml de soro, 0,5 ml de ferro de trabalho e 1 ml de água livre de ferro em 3 tubos de ensaio separados.

2. Adicione 0,5 ml de prepicado de proteínas a cada um. Misture vigorosamente o conteúdo.

3. Centrifugar o tubo que contém o soro a 1500 g durante 15 minutos para obter um sobrenadante opticamente claro.

4. A 0,5 ml deste sobrenadante e a 0,5 ml de cada uma das outras misturas, adicionar 0,5 ml de solução de cromogénio, misturando sempre.

5. Depois de repousar durante 10 minutos, meça a absorvância num espetrofotómetro contra água a 562 nm.

Capacidade total de ligação do ferro:

É a quantidade total de ferro que pode ser ligada à transferência de plasma.

Gama normal: 250 micro gms /cu mm-425 micro gms / cu mm

Aumento da capacidade total de ligação do ferro:

-Deficiência crónica de ferro

-Necrose hepatocelular

Diminuição da capacidade total de ligação do ferro:

-Cirrose

-Haemocromatose

-Nefrose

Procedimento:

1. Colocar 1 ml de plasma num tubo isento de ferro e adicionar 1 ml de solução saturante de ferro.

2. Misture à mão e deixe à temperatura ambiente durante 15 minutos. Adicionar 200 mg de carbonato de magnésio e tapar o tubo com uma rolha de borracha.

3. Agite e deixe repousar durante 30 minutos, mexendo ocasionalmente.

4. Centrifugar a 1500 g durante 30 minutos. Se o sobrenadante contiver vestígios de carbonato de magnésio, retire-o e volte a centrifugar.

5. Retire cuidadosamente 1 ml do sobrenadante e trate-o como soro para a determinação do ferro acima descrita. Multiplique o resultado final por dois.

25. ESTIMATIVA DO FIBRINOGÉNIO: -

Intervalo normal: 200-400mg/dl

Princípio: O plasma diluído é coagulado com uma solução de trombina forte; o plasma deve ser diluído de modo a obter um baixo nível de quaisquer inibidores, ou seja, produtos de degradação da fibrina e heparina. Deve ser utilizada uma solução de trombina forte para que o tempo de coagulação numa vasta gama seja independente da concentração de trombina.

Procedimento:

1. A curva de calibração é preparada de cada vez que o lote de reagente de trombina é alterado e é utilizada para calcular os resultados de amostras de plasma desconhecidas.

2. Efetuar diluições do plasma de calibração em tampão voronal para obter a concentração de fibrinogénio, isto é, 1:5, 1:10, 1:20, 1:40.

3. Aquece-se 0,2 ml de cada diluição a 37 graus centígrados, adiciona-se 0,1 ml de solução de trombina e mede-se o tempo de coagulação.

4. Cada teste deve ser efectuado em duplicado. Trace o tempo de coagulação em segundos contra a concentração de fibrinogénio em g /dl em papel gráfico log/log. A concentração de 1 em 10 é considerada

como sendo 100%.

5. Deve haver uma correlação linear entre 5-50 segundos. Efectue uma diluição de 1 para 10 da amostra de cada doente.

6. Coagule 0,2 ml da diluição com 0,1 ml de trombina. Leia o resultado do fibrinogénio com base na curva de calibração.

7. O coágulo formado neste método pode ser pouco espesso devido à diluição do plasma e a deteção do ponto final pode ser mais fácil com equipamento automatizado.

CONCLUSÃO

Um tratamento correto começa com um diagnóstico correto. Chegar a um diagnóstico correto requer conhecimento, habilidade, arte e conhecimento das doenças e dos seus sintomas e habilidade para aplicar procedimentos de teste adequados. Por isso, todos devem conhecer os exames, as indicações, as contra-indicações e os procedimentos. Assim, os exames são muito importantes para o diagnóstico de vários tipos de doenças sistémicas e de lesões pré-cancerosas e cancerosas.

BIBLIOGRAFIA

1. Malcolm A. Lynch, Vermon J. Brightman, Martin S. Greenberg. Burket's oral medicine, diagnosis and treatment. J.B. Lippincot company. 8th edition, 1984: 40-71

2. Charles L. Halstead, George G. Blozis, Alan J. Drinnan , Ronald E. Gier - Avaliação física do paciente dentário. C.V Mosby company. 1982 :372-376

3. Donald A. Kerr, Major M. Ash, H. Dean Millard -Diagnóstico oral. C.V. Mosby company 6th edition, 1983:280-309

4. Stepen cohen, Richard C. burns- Pathways of pulp. Mosby company. 8th edition. 2002:12-26

5. Franklin S. Wein - Terapia endodôntica. Mosby company 5th edition .1996:65-71

6. Jacob G. Daniel -Advanced endodontics for clinicians. J&J publishers.1998:16-23

7. Louis I. Grossman, Saymour Oliet, Carlos E. Delrio - Prática endodôntica. Editora Varghese. 11th edição. 1988:12-18.

8. Richard Bennett -Monheim's anesthesia local e controlo da dor na prática dentária. CBS Publishers and distributers 7th edition.

9. Jeffrey P. Okeson - Dores orofaciais de Bell. Editora Quintessence. 5th edition. 1995:177-180

10. R.R Ananthanarayan, CKJ. Paniker- Text book of microbiology. Orient longman private limited 2000. 6th edition:581-583.

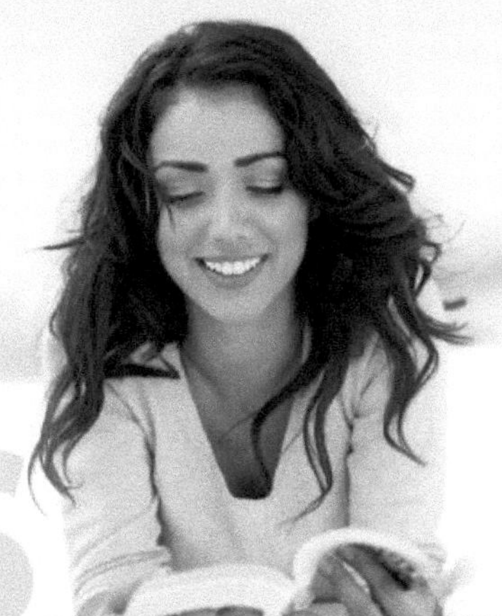

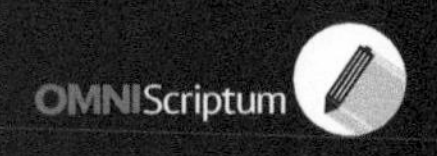

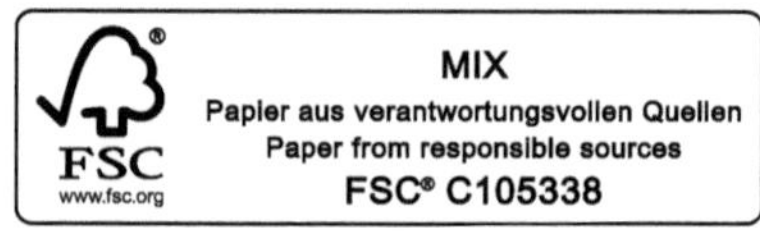

Printed by Books on Demand GmbH, Norderstedt / Germany